Dr Sujit Vyavahare
Dr Madhura Titar
Dr Pooja Kakade

# Conceitos de relação cêntrica

Dr Sujit Vyavahare
Dr Madhura Titar
Dr Pooja Kakade

# Conceitos de relação cêntrica

## Introdução e métodos de registo

ScienciaScripts

Cover image: www.ingimage.com

This book is a translation from the original published under ISBN 978-620-4-73278-7.

Publisher:
Sciencia Scripts
is a trademark of
Dodo Books Indian Ocean Ltd. and OmniScriptum S.R.L publishing group

120 High Road, East Finchley, London, N2 9ED, United Kingdom
Str. Armeneasca 28/1, office 1, Chisinau MD-2012, Republic of Moldova, Europe
Managing Directors: Ieva Konstantinova, Victoria Ursu
info@omniscriptum.com

Printed at: see last page
**ISBN: 978-620-8-54685-4**

# ÍNDICE

# INTRODUÇÃO

**"A medicina dentária gira em torno da oclusão, sem oclusão não há medicina dentária."**

A oclusão é o ponto de encontro de todas as fases e especialidades da medicina dentária. A confusão e a incompreensão da oclusão e da relação maxilo-mandibular são terríveis. Esta triste situação deve-se à incapacidade de determinar, reproduzir e manter com exatidão a relação normal dos dentes e dos maxilares, e à falta de compreensão do verdadeiro movimento funcional do sistema estomatognático[1].
Quase todos os conceitos de oclusão adoptaram a prática da centricidade mandibular[2]. O registo da posição da relação cêntrica é de extrema importância na reconstrução protética de pacientes edêntulos e parcialmente edêntulos. Historicamente, esta posição [e a posição maxilomandibular excêntrica] tem sido registada utilizando muitos métodos e materiais [3].
Os registos interoclusais são o meio pelo qual as relações interarcos são transferidas da boca para um articulador. Os articuladores complicados e sofisticados não produzem relações interarcos exactas. Registos interoclusais precisos produzem [4].Relação cêntrica: A relação maxilomandibular na qual os côndilos se articulam com a porção avascular mais fina dos respectivos discos com o complexo na posição anterior-superior contra as formas das eminências articulares. Esta posição é independente do contacto dentário e é clinicamente discernível quando a mandíbula é dirigida superiormente e anteriormente. A relação excêntrica é qualquer relação da mandíbula com a maxila que não seja uma relação cêntrica.
Depois de o molde maxilar ter sido fixado com exatidão ao articulador utilizando um arco facial, o molde mandibular deve ser orientado para o molde maxilar com a mesma exatidão. Os registos de relação cêntrica são utilizados para reproduzir, no articulador, a relação entre as arcadas maxilar e mandibular que existe quando os côndilos estão na sua posição ântero-superior nas fossas glenóides. Os registos interoclusais laterais são utilizados para ajustar a orientação condilar do articulador [6].
Um material de registo interoclusal deve idealmente;

[1] têm precisão reprodutiva,

[2] ser fácil de manusear,

[3] têm um bom grau de dureza quando fixados, e

[4] não oferecem resistência ao fecho durante o registo.

Material para registo da relação interarcos inclui cera de placa de base, cera de aluwax e cera Hi- Fi, composto de impressão (modelagem), gesso, pasta de óxido de zinco e eugenol, base de borracha e material de silicone e resina acrílica [4].

Os registos da relação cêntrica podem ser agrupados em 4 categorias - registos de mordida direta (interoclusal), registos gráficos (intra-orais e extra-orais), registos funcionais e cefalometria[7]. Há muitos anos que o dentista tem à sua disposição vários materiais e instrumentos para registar a relação maxilomandibular cêntrica e excêntrica. O dentista deve escolher o material de registo e o articulador para a reconstrução protética de cada paciente, com base no tipo e localização da restauração fixa ou removível planeada e na altura de montar os moldes após os registos [3].

# REVISÃO DA LITERATURA

Esta análise apresenta vários estudos sob o título de

(i) relações interoclusais cêntricas e excêntricas

(ii) materiais utilizados para os registos interoclusais e métodos de registo das relações interoclusais. [6]

## RELAÇÕES INTEROCLUSAIS CÊNTRICAS E EXCÊNTRICAS

O autor[8] explicou a utilização do termo "cêntrico". A palavra "centric" é um adjetivo e não um substantivo. No entanto, o uso de "centric" de forma elíptica, ou seja, omitindo o substantivo que "centric" modifica, faz com que funcione como um substantivo. Isto causa confusão, porque existem pelo menos dois usos adjectivos para "cêntrico" na terminologia dentária: relação cêntrica e oclusão cêntrica.

A "relação cêntrica" é a relação mais posterior da mandíbula com a maxila na relação vertical estabelecida. A "oclusão cêntrica" é definida como a relação entre as superfícies oclusais opostas que proporciona o contacto e/ou a intercuspidação máxima dos dentes. Concluiu-se que "cêntrico" é um termo antigo que seria quase impossível de eliminar da terminologia dentária. A palavra "cêntrico" é um adjetivo que não deve funcionar como um substantivo. A relação cêntrica é uma relação de osso a osso (mandíbula a maxila). A oclusão cêntrica é uma relação de dente para dente (dentes mandibulares para dentes maxilares). Por conseguinte, a relação cêntrica e a oclusão cêntrica não são a mesma coisa por definição; no entanto, muitas vezes ambas podem existir ao mesmo tempo.[7]

Um autor[9] apresentou diferentes teorias para o mecanismo anatómico responsável pela relação cêntrica. As teorias mais aceites são (1) a teoria do músculo, (2) a teoria do ligamento, (3) a teoria da osteofibra e (4) a teoria do menisco ou teoria do disco do autor.

O autor concluiu que a relação cêntrica, com suas caraterísticas clínicas de brusquidão, bilateralidade, unidade e repetibilidade, é determinada pelo encaixe dos discos que atuam como amortecedores e abafadores simultaneamente entre os côndilos e as partes anteriores das fissuras de Glaser. Foram obtidas radiografias da ATM direita e esquerda de 40 adultos jovens nas duas posições. Foram efectuadas medições diretas dos espaços anterior, posterior e superior

entre os côndilos e as suas fossas nas radiografias .[5]
Concluíram que -

(1) na posição C.R., ambos os côndilos foram colocados mais posterior e superiormente nas fossas do que na posição C.O.
(2) Na posição C.O., ambos os côndilos estavam simetricamente colocados nas suas fossas, com distâncias espaciais iguais a nível anterior e posterior.

(3) existiam maiores diferenças espaciais entre as posições CO. e CR no lado esquerdo, que era o lado de equilíbrio na maioria dos indivíduos(4) . São necessários mais estudos para desenvolver uma abordagem mais fisiológica para relacionar corretamente a mandíbula com a maxila quando se reconstrói a oclusão tanto em pacientes dentados como edêntulos[10].
Os autores[11] realizaram um estudo que demonstra uma relação entre a relação vertical- horizontal do movimento medido ponto anterior da mandíbula e o movimento do eixo horizontal transversal de rotação dos côndilos no plano horizontal quando a mandíbula se move do CRCP para o IP e vice-versa.
Os gessos de 42 pacientes sem problemas de ATM foram montados num articulador no CRCP. O movimento do eixo horizontal de rotação foi medido quando as peças foram movidas do CRCP para o IP. A medição dos movimentos verticais e horizontais do pino incisal também foi feita durante esse movimento. Concluíram que quanto maior for a componente horizontal deste rácio, maior é a probabilidade de movimento horizontal do eixo horizontal de rotação.
O autor [12] propôs um conceito de liberdade em cêntrica. No seu conceito de liberdade em cêntrica, a relação cêntrica e a oclusão cêntrica coincidem, mas existe uma área plana na fossa central sobre a qual as cúspides opostas contactam, o que permite um grau de liberdade em movimentos excêntricos não influenciados pelas inclinações dentárias. Concluiu que um ponto C.O. na R.C. aceite, A liberdade associada a uma área de cêntrica acomoda mais facilmente a relação mandibular variada e os movimentos funcionais excêntricos. O autor[13] propôs que existem dois conceitos básicos de RC. O conceito anatómico que estabelece uma posição mais posterior do bordo estabelecido pelos ligamentos. O conceito fisiopatológico afirma que a RC é a relação mandibular mais posterior sem tensão, não é uma posição de borda e é estabelecida pela ação muscular. A RC é importante como posição de referência para a restauração da oclusão devido ao facto de ser relativamente reprodutível. Mas a reprodutibilidade não assegura a desejabilidade ou correção fisiológica.

Concluiu que o limite posterior da mandíbula em VDO é estabelecido por estruturas anteriores e laterais aos côndilos, e não posteriores a eles (pterigoide lateral e ligamento temporomandibular). Os ligamentos temporomandibulares contêm terminações nervosas proprioceptivas susceptíveis de estiramento, levando à inibição dos músculos retrusivos (temporal e digástrico) e à estimulação dos músculos antagonistas protrusivos (pterigóides laterais).

O autor[14] tentou encontrar um "centro" que nos permita reproduzir os movimentos do paciente num articulador adequado e executar o nosso trabalho de forma mais inteligente e com maior facilidade.

OS SEUS PRINCÍPIOS E CONVICÇÕES:

Existe apenas um eixo de charneira, através da utilização de traçados de arco gótico duplo no plano horizontal,

é possível localizar os centros de movimento lateral e pode ser duplicado num articulador que tenha uma distância intercondilar ajustável.
3. Os centros de rotação são constituídos por dois componentes, o centro de movimento vertical e o centro de movimento lateral, um no mesmo centro, um em cada côndilo.
4. Os impulsos proprioceptivos são responsáveis pela consciência da posição da mandíbula no espaço, os actos reflexos naturais da mandíbula são fechar numa posição lateral ou lateral protruída. Por conseguinte, o doente deve ser enganado mantendo os dentes afastados. O paciente deve ser treinado e orientado para executar a ação de articulação terminal.
5. Método de Lúcia para registar um registo interoclusal para montar o molde inferior no articulador utilizando cera Tenax, cera Sure-Set e Aluwax.
6. É necessário transferir os centros de movimento lateral para um articulador se os outros movimentos tiverem sido reproduzidos; isto é conseguido através da utilização de traçados de arco gótico duplo num articulador adequado que pode ser ajustado para a largura intercondilar.
Concluiu que:

1. Ao ter a relação cêntrica da mandíbula com o maxilar corretamente relacionada num articulador, o dentista pode desenvolver a oclusão cêntrica com precisão, de acordo com as suas próprias especificações.

2. Os movimentos funcionais devem assentar o côndilo na posição de dobradiça terminal. A oclusão cêntrica deve ser construída para ocorrer em relação cêntrica.

3. Independentemente de acreditarmos que a oclusão cêntrica deve ser ligeiramente anterior a esta posição terminal da dobradiça, esta é a única posição constante e repetível que pode ser utilizada para verificar o trabalho à medida que avançamos.

Um autor[15] investigou as mudanças diurnas na posição cêntrica no período de um dia. Selecionou dez homens e três mulheres com oclusão de Classe 1 de Angle, com idade entre 20 e 30 anos, sem evidências de disfunção sistêmica ou fisiológica e com ATMs normais.

A relação cêntrica foi registada repetidamente para treze pacientes às 9:00, 15:00 e 21:00 horas num único dia. O articulador Denar modelo D4A foi utilizado com um arco facial cinemático em cada consulta para garantir a consistência. O dentista utilizou a técnica de orientação da ponta do queixo para o posicionamento da mandíbula, utilizando um programador anterior, também designado por "paragem anterior" ou "jig anterior". Para evitar a fadiga do sujeito, todo o procedimento foi efectuado em consultas de aproximadamente 25 minutos, separadas por 5-½ horas de descanso. Os resultados do estudo: As diferentes posições dos côndilos observadas nas mesas sagitais podem ser atribuídas a

1) não ajustabilidade da distância intersagital do instrumento à distância intercondilar de cada sujeito; 2) incapacidade da musculatura dos pacientes de permitir um movimento de dobradiça puro; 3) variação diurna da ATM; 4) variações na localização do eixo da dobradiça e sua transferência para o articulador; 5) invalidade da teoria do eixo da dobradiça estacionário.

Com base na análise dos dados recolhidos nesta experiência, foram tiradas as seguintes conclusões:

1. A relação cêntrica foi repetível em alguns doentes, mas na maioria houve variação. A maior variação foi na direção superoinferior. Não houve um momento de variabilidade mínima.
2. Em muitos doentes, os côndilos estavam na sua posição mais anteroinferior de manhã e na sua posição mais superoposterior à noite. Este facto pode indicar a existência de um padrão diurno na posição da relação cêntrica, possivelmente relacionado com o conteúdo de fluido na articulação.
3. Dependendo da definição de relação cêntrica, uma hora do dia pode ser favorecida em relação a outra devido à tendência diurna. Se se pretender obter a posição mais retruída e superior dos côndilos, a noite parece ser a melhor altura

para efetuar os registos da RC.
4. A liberdade de movimento, até certo ponto, em torno de uma posição de relação cêntrica determinada clinicamente pode ter mérito como filosofia de tratamento.

Um autor [16] sugeriu que a definição de R.C. deveria ser alargada de modo a incluir a informação obtida a partir da radiografia da ATM, a condição da articulação, o tónus muscular e a oclusão, em vez de uma descrição puramente posicional.
Uma relação cêntrica funcional; É a relação clínica mais retruída da mandíbula com a maxila quando os côndilos estão posição mais posterior e sem tensão na fossa glenoide, a partir da qual o movimento lateral pode ser feito, em qualquer grau de separação da mandíbula. Se o lado deflector estiver presente, a direção e a magnitude podem ser correlacionadas com o grau de deslocamento do côndilo, tal como revelado na radiografia da ATM. A correção dos contactos de deflexão resultaria na concentricidade bilateral do côndilo. A posição clínica retruída deve ser usada para procedimentos reconstrutivos. Uma relação cêntrica disfuncional; Uma relação cêntrica disfuncional é a relação clínica mais retruída da mandíbula com a maxila quando os côndilos estão na posição mais posterior sem tensão na fossa glenoide a partir da qual o movimento lateral pode ser feito, em qualquer grau de separação. Quando não existe um lado deflector, os espaços articulares esquerdo e direito são assimétricos, com um ou ambos os côndilos protruídos ou retruídos. Se estiver presente uma lâmina deflectora, a direção e a magnitude não podem ser correlacionadas com o deslocamento do côndilo, tal como revelado nas radiografias da ATM. A posição clínica retruída deve ser utilizada para procedimentos de reconstrução. O dentista deve estabelecer uma oclusão cêntrica de "tratamento" com a radiografia da ATM utilizada como guia, de modo a estabelecer uma posição condilar óptima fossa glenoide. (O autor[17] sugeriu que qualquer relação da mandíbula com a maxila que não seja uma relação cêntrica é uma relação excêntrica. As relações excêntricas que são registadas e utilizadas na construção da O.C. são a protrusiva e a lateral direita e esquerda. A relação protrusiva é a relação entre a mandíbula e o maxilar, quando a mandíbula é empurrada para a frente, se o movimento em todas as partes da mandíbula, à medida que esta é empurrada para a frente, tiver simultaneamente a mesma velocidade e direção, o movimento pode ser corretamente denominado translatório. O movimento na articulação é para baixo e para a frente. As relações maxilomandibulares direita e esquerda são as relações da mandíbula quando esta é movida para o lado direito ou para o lado esquerdo. O movimento da mandíbula é o resultado da contração de um músculo pterigóideo externo.

Segundo o autor [7], os registos da relação cêntrica podem ser agrupados em quatro categorias: registos diretos da mordida (interoclusais), registos gráficos (intra-orais e extra-orais), registos funcionais e cefalometria.

O autor[18] propôs que a obtenção de um registo preciso da relação cêntrica pode ser um procedimento extremamente difícil. Existem muitos materiais disponíveis para a realização de registos interoclusais. A cera, as pastas metálicas (ZOE), o gesso e a resina acrílica foram utilizados para fazer registos interoclusais. O autor concluiu que a cera de alta qualidade é um material útil e versátil para o registo de registos interoclusais. A pasta ZOE e o gesso foram utilizados, mas não são tão versáteis como a cera. Devido à sua versatilidade de manuseamento e à pesquisa exaustiva para obter o produto ideal, a resina acrílica pode tornar-se o material de eleição para o registo inter-oclusal. Atualmente, a sua utilização é limitada.

O autor[19] propôs que a combinação ideal de materiais e técnicas para a realização de IOR permitiria a colocação de próteses fabricadas indiretamente na boca dos pacientes sem qualquer ajuste oclusal. As causas das imprecisões oclusais atribuíveis ao IOR foram divididas em três grupos principais;

(1) Caraterísticas anatómicas e fisiológicas do paciente

(2) Dentista - causas induzidas

(3) Propriedades dos materiais IOR e manipulação técnica do registo durante a utilização.

O estudo foi realizado para determinar o erro de montagem vertical na montagem de moldes dentários num articulador, afetado por 3 parâmetros: (1) material, (2) a distância entre os dentes preparados e opostos (3) variabilidade do operador.

O autor concluiu que os moldes montados através da utilização de sete materiais IOR e manipulados por três operadores revelaram que: (1) a Aluwax foi o mais variável e menos fiável de todos os materiais; (2) a Superbite (ZOE) resultou consistentemente numa relação aberta entre os moldes; (3) cinco elastómeros resultaram consistentemente na menor quantidade de erros; (4) duas espessuras diferentes de registos elastoméricos resultaram em discrepâncias de montagem diferentes e estatisticamente significativas; e (5) em média, um estudante inexperiente teve um desempenho tão bom como os dois dentistas experientes.

Os autores[20] explicaram os princípios, tais como o tripé de suporte vertical e a estabilidade horizontal adequada, que permitem que os moldes dentários opostos sejam posicionados em conjunto quando são montados no articulador. Para a restauração do paciente dentado e parcialmente dentado, quando a restauração deve coincidir com a atual posição de máxima intercuspidação do paciente, o objetivo da IOR é fornecer suporte e estabilidade dos moldes da falta da dentição remanescente. Os autores resumiram a IOR, considerada adequada para uma variedade de situações clínicas comuns na Tabela I e na Tabela II.

TABELA I: IOR "Tripé existente" efectuado no VDO atual do doente quando um

o tripé dos contactos dentários está presente após a preparação do dente

| ESTADO CLÍNICO | TIPO DE REGISTO |
| --- | --- |
| Boa intercuspidação (tripé de apoio vertical com estabilidade horizontal presente) | Não é necessário registo |
| Má intercuspidação ( tripé de apoio vertical sem estabilidade horizontal) | Registo de arco completo ou segmentado fabricado com materiais elastoméricos: massa de polissiloxano de vinil, meio de siloxano de vinil, poliéter |
| | Ou Registo segmentado feito apenas sobre dentes preparados \ dente com materiais rígidos: cera, gesso, resina, pasta. |

QUADRO II: "IOR do tripé criado realizado no VDO atual do paciente quando não há contacto do tripé do dente.

| ESTADO CLÍNICO | TIPO DE REGISTO |
|---|---|
| Dentes presentes e bem distribuídos, mas sem um tripé de contactos dentários bem espaçado | Registo efectuado apenas sobre dentes preparados com materiais rígidos. |
| Ausência de dentes em um ou dois potenciais pontos de paragem do tripé | Registo feito com materiais que se tornam rígidos. |
| 1. Dente ou dentes que se opõem à zona edêntula. | 1. Base de registo da arcada completa, aro de oclusão e material de registo. Materiais: base de registo - resina/cera, aro de oclusão - cera ou resina, material de registo - cera, gesso ou colar. |
| (1a) dente ou dentes que se opõem à área edêntula em apenas uma potencial paragem do tripé. | (1a) base de registo da arcada completa, rebordo de oclusão e material de registo ou registo segmentar composto por materiais "mucostáticos" rígidos, transportados por quer em resina quer em tabuleiro de malha quadrangular. |
| | Materiais: pasta ou gesso |
| 2. Cristas edêntulas opostas em áreas de paragens de tripé desejadas. | 2. Duas bases de registo em arco completo com aros de oclusão e materiais de registo ou uma base de registo em arco completo, aro de oclusão e materiais de registo "mucostáticos". |
| | Materiais: base de registo - resina ou cera, rebordo de oclusão - cera ou material de registo - pasta ou gesso. |

Os autores[21] realizaram uma investigação para estudar as viscosidades de oito materiais de registo interoclusal 30 segundos após o início da mistura e para comparar o tempo para atingir a viscosidade "crítica" (TCV) de 5.000 poise para vários materiais IOR. Foram estudados um ZOE, um poliéter e seis materiais IOR de polissiloxano vinílico. As viscosidades do material de polimerização foram monitorizadas com um viscosímetro de cone e placa.

O autor concluiu que:

1. A viscosidade do ZOE a 30 segundos foi a mais baixa dos oito materiais

testados.
2. Foi determinado o TCV para o material IOR atingir uma viscosidade de 5.000 poise. O TCV de cinco dos seis materiais de vinil-polisiloxano foi de 1 minuto, sendo que um deles de 30 segundos. O TCV do poliéter foi de cerca de 71 segundos. O ZOE apresentou um TCV de cerca de 115 segundos, o mais longo dos materiais testados.
3. As várias viscosidades dos diferentes materiais IOR devem ser consideradas ao fazer uma seleção clínica.

Os autores[22] realizaram um estudo para avaliar quatro materiais de registo (poliéter, polivinil siloxano, resina acrílica e cera) quanto à sua capacidade de registar, manter e reproduzir com precisão a relação interoclusal vertical. Foi utilizado um aparelho metálico para representar as arcadas opostas e um duplicado de resina epóxida para representar os moldes de trabalho. O autor concluiu que o encerramento através de materiais de registo interoclusivos e a remoção e reposicionamento do aparelho produziram pequenas discrepâncias verticais com diferenças clinicamente insignificantes entre os materiais testados. Quando os registos de todos os materiais testados foram transferidos para moldes, foram encontradas discrepâncias verticais de aproximadamente 0,5 mm, o que é clinicamente preocupante. Os autores[23] descreveram a utilização de três dispositivos que substituem os aros de cera no registo da posição intermaxilar e do VDO em pacientes completamente edêntulos tratados com implantes Branemark, constituídos por um "dente" mecânico ajustável nas 3 dimensões do espaço e por duas placas que suportam o material de registo. O dente mecânico é ligado a um pilar na região anterior e é estabelecido um contacto com um dente do maxilar oposto na V.D. em que o paciente vai ser restaurado. Isto permite ao operador posicionar a mandíbula em R.C. numa condição de desprogramação neuromuscular e na ausência de interferências posteriores. As duas placas metálicas são então fixadas no pilar posterior, uma de cada lado, e suportam a pasta de cera e ZOE usada para registar a posição intermaxilar acabada de estabelecer. O autor[24] propôs que, ao fazer um registo interoclusal, certos princípios básicos devem ser seguidos para produzir resultados óptimos. Estes incluem a eliminação da disfunção da ATM/músculo, a realização do registo nas dimensões verticais oclusais corretas, a escolha de um registo preciso e dimensionalmente estável e a seleção de um método adequado de orientação mandibular

É igualmente necessário verificar a exatidão do registo após a sua conclusão e, em terapias complexas, é prudente marcar uma consulta separada para registar a relação maxilomandibular

O autor[25] propôs que a periodicidade circadiana afecta significativamente os registos de R.C. para a população edêntula. Realizou um estudo em 30 pacientes edêntulos que foram divididos em três grupos e as suas próteses foram remontadas duas vezes no mesmo dia. As próteses de 10 pacientes foram remontadas duas vezes na manhã, 10 pacientes uma vez de manhã e vez à tarde e 10 pacientes duas vezes à tarde.

As medições das alterações destes registos revelaram:

1. Não há diferenças significativas entre a direita e a esquerda, nem entre as posições sagitais horizontais.
2. diferenças significativas dois dos oito eixos x,y,z e
3. Diferenças significativas entre os grupos horários AM vs AM-PM e entre os grupos horários PM vs AM-PM.

O autor concluiu que o processo de fabrico de próteses deve incluir este fenómeno. É possível tratar os pacientes edêntulos perto do meio do dia, diluindo assim o efeito da variação circadiana, ou proporcionar algum grau de liberdade oclusal.

Os autores[26] realizaram um estudo para medir o nível de replicabilidade de uma técnica clinicamente aceite para registar as relações cêntricas usando a ponta do queixo - orientação com um programador anterior semelhante ao gabarito de Lucia.

O autor concluiu que a técnica de orientação do ponto do queixo, utilizando um programador anterior, parece ser um método replicável de localização da relação cêntrica. O registo sequencial da relação cêntrica foi repetível em 60% dos pacientes estudados. A variabilidade média encontrada em 40% dos pacientes deste estudo foi de cerca de +0,20mm ou - 0,20mm ao nível dos côndilos.

Os autores[27] descreveram uma técnica para obter o registo maxilo-mandibular em pacientes com próteses completas. O rebordo maxilar foi formado com técnicas convencionais. O rebordo mandibular foi feito com massa de impressão plástica de modelagem sobre uma base de registo formada pelo paciente na zona neutra. O rebordo mandibular foi reaquecido e o doente determinou a dimensão vertical oclusal através da deglutição.

É efectuada uma impressão do rebordo maxilar no rebordo mandibular dimensão vertical oclusal. A extensão posterior do rebordo mandibular foi aliviada em 1 mm. São colocados entalhes de orientação em ambos os rebordos e a relação cêntrica é registada com um material de polissiloxano vinílico de secagem rápida.

O autor concluiu que, à medida que o paciente molda funcionalmente o bordo mandibular para a área da zona neutra, é criada uma base de registo mais estável com esta técnica.

Os autores[28] conduziram o estudo para investigar a relação entre a relação vertical e a relação cêntrica e para responder às seguintes questões 1. a R.C., determinada pelo traçado da ponta de agulha, é reproduzível no mesmo indivíduo, na mesma sessão, nos diferentes graus de separação da mandíbula? 2. A posição cêntrica da mandíbula desvia-se lateralmente da linha média com um aumento da separação da mandíbula? Foram obtidos traçados de pontos de agulha dos 10 indivíduos em 5 graus diferentes de separação da mandíbula.
O autor concluiu que:

1. Todos os indivíduos apresentaram alteração anteroposterior da posição da relação cêntrica em função do aumento da dimensão vertical (D.V.) entre os maxilares. A posição da relação cêntrica mandibular deslocou-se posteriormente quando a V.D. entre os maxilares foi aumentada.
2. Dois sujeitos mostraram apenas um desvio lateral insignificante em qualquer grau de abertura, enquanto o sujeito mostrou desvios consistentes da linha média quando o V.D. entre as mandíbulas foi aumentado.
3. O traçado da ponta da agulha num determinado V.D. de separação da mandíbula sob as mesmas condições controladas, no mesmo indivíduo, na mesma posição sentada, não foi significativamente diferente.

Com base neste estudo, o procedimento de rastreio da ponta da agulha é fiável.
Os autores[29] realizaram um estudo para avaliar a relação do ápice do arco gótico com a relação cêntrica assistida pelo dentista. Um grupo de 25 indivíduos entre 25 e 35 anos de idade foi escolhido para esse estudo. Todos tinham uma dentição saudável completa ou quase completa.
As evidências sugeridas por este estudo sugerem que a posição mais posterior da mandíbula assistida pelo dentista não é mais reprodutível ao longo de várias visitas do que o ápice do traçado da arcada gótica. Os dados indicam que, em alguns casos, o traçado da arcada gótica era de facto mais posterior do que a posição assistida pelo dentista na mesma consulta em qualquer indivíduo em particular.
Os autores[30] realizaram um estudo para avaliar a precisão de vários métodos de registo e avaliar uma possível influência dos materiais utilizados. O objetivo do estudo era investigar as seguintes questões:

1. Com que exatidão pode ser registada a posição cêntrica do côndilo?

2. Será que os diferentes materiais e métodos de registo influenciam a precisão?

O estudo foi realizado utilizando vários métodos e materiais de registo: Registo do ponto de apoio central, registo da pastilha de folha de estanho, registo do gabarito frontal e registos da pastilha de cera refinada e não refinada.

O autor concluiu que não existe um método ideal nem um material ideal para o registo da posição cêntrica do côndilo através de mordidas de controlo ou do ponto de apoio central. Todos os métodos de registo investigados forneceram resultados semelhantes com uma precisão espacial média de 0,3 mm.

Além disso, nem todos os registos da posição cêntrica do côndilo são bem sucedidos, ocorrendo diferenças de mais de 2 mm com todos os métodos. Por isso, é crucial produzir vários registos e verificar a precisão através um split-cast. Além disso, a separação interoclusal deve ser mantida o mais pequena possível quando se utilizam eixos de articulação arbitrários para a transferência do arco facial. Os autores[31] realizaram um estudo para avaliar a influência das competências do operador no registo da mordida. Foram selecionados 86 estudantes de medicina dentária. Um especialista em dentisteria protética moveu a mandíbula do sujeito para cima e para baixo enquanto a guiava suavemente para trás até que rodasse no seu eixo retruído.

Uma vez estabelecidos os contactos dentários iniciais, o operador verificou-os utilizando um papel de articulação fino (método direto). Por outro lado, seis operadores mais jovens, seguindo instruções precisas do especialista sobre a técnica de orientação da mandíbula, examinaram cada um dos indivíduos para a localização dos contactos RCP utilizando o método indireto. Foi utilizado material de impressão à base de silicone para o registo da mordida, enquanto o sujeito mantinha o maxilar nesta posição de contacto. Os resultados do estudo concluíram que, pelo método direto, o contacto dentário no primeiro pré-molar foi o mais frequentemente observado e o número de indivíduos que possuíam contactos dentários unilaterais foi superior aos contactos dentários bilaterais. Por outro lado, no caso do método indireto, realizado por operadores mais jovens, os padrões de contato dentário diferiram significativamente dos do método direto. Neste caso, as localizações dos contactos dentários na PCR eram semelhantes aos padrões na posição intercuspídea. O resultado sugeriu que os contatos dentários no primeiro pré-molar são possivelmente um fator-chave para a PCR mandibular e a dificuldade nos padrões de contato dentário entre os métodos direto e indireto pode depender da falta de habilidade dos operadores mais jovens. O autor[32] discutiu os problemas em relação aos procedimentos mecânicos necessários para relacionar a mandíbula com a maxila. Não existe um único material ideal que possamos colocar entre os dentes que permita ao paciente fechar numa posição de dobradiça terminal perfeita. Isso é especialmente verdadeiro em pacientes com engramas fortes. O autor descreveu uma técnica de registo da relação cêntrica.

São descritas as etapas críticas da técnica.

1. Localizar os centros de rotação, (a) eixo da dobradiça, e (b) centros de rotação lateral.
2. Preparar o molde superior para a técnica do molde dividido.

3. Relacionar o molde superior preparado com os centros de rotação por meio de uma transferência de arco facial.
4. Formar o tabuleiro das bolachas de cera.

5. Construir e ajustar o gabarito de relação cêntrica para interromper o reflexo ação dos músculos e permitir um fecho normal dos maxilares.

6. Verificar a pastilha e o dispositivo para se certificar de que não há contacto de dentes com a pastilha de cera.
7. Efetuar os registos da relação centrada interoclusal.

8. Aparar os registos inter-oclusais com uma tesoura de tecido curvo com serrilhas numa das lâminas.
9. Substituir os discos na boca para eliminar qualquer possível distorção dos mesmos.
10. Relacionar o molde inferior com o superior através do registo interoclusal e fixar o molde ao articulador.
11. Verificar a precisão da montagem utilizando o segundo e o terceiro registos interoclusais e observando o encaixe das partes do molde dividido.

O autor concluiu que este método nos permitiu verificar de forma consistente e precisa um registo de relação cêntrica em relação a outro. A diferença importante entre este procedimento e outros em que foram utilizados batentes anteriores é que o ajuste do gabarito DuraLay é responsável por treinar o paciente a colocar a sua mandíbula na relação cêntrica. Não é necessária nenhuma competência especial para efetuar o procedimento e este pode ser realizado por qualquer dentista.

O autor[33] realizou um estudo para comparar as posições condilares obtidas por dois métodos de registo das relações cêntricas interoclusais. Foram confeccionados moldes em pedra para 8 adultos dentados. Os pontos do eixo de articulação foram localizados e um arco facial de eixo de articulação foi utilizado para transferir os registos para o articulador Whip-mix. O molde mandibular foi articulado com um registo CR. Os postes condilares da estrutura mandibular do articulador foram substituídos por uma barra contendo duas hastes de ponteiro (Buhnegraph). As hastes pontiagudas eram colineares com as covas de abertura e fecho do eixo nos lados das caixas condilares e opunham-se ao papel gráfico na superfície exterior da caixa condilar do articulador. O ponto de eixo do articulador foi utilizado como posição de referência básica para orientar e comparar os três tipos de registos interoclusais.

O primeiro método era a orientação manual do queixo. Este foi guiado por um batente anterior (cera ou acrílico). As contracções musculares fortes (Aluwax/registo "A") e leves (jig-ZOE de resina acrílica/registo "B") foram utilizadas para assentar os côndilos superiormente, formando impressões dos dentes posteriores em registos chaveados. O segundo método estimulou eletricamente as contracções musculares utilizando o Myo-Monitor (registo "C") e um meio de registo em resina entre as superfícies oclusais opostas dos dentes. As pontas das hastes dos ponteiros foram marcadas no papel gráfico com os moldes suportados pelo registo. A ampliação fotográfica foi utilizada para estudar as diferentes posições condilares médias registadas.

Resultados:

os registos "A" apresentaram o maior número de posições condilares superiores. Os registos "B" localizam-se em posição inferior aos "A". Os registos "C" são os menos consistentes.
Os registos "B" estavam mais próximos do eixo da dobradiça do articulador.
A diferença entre as posições condilares obtidas com os registos "A" e "B" é explicada em termos da magnitude da contração muscular: O ZOE necessita de vários minutos para endurecer e é difícil para o doente manter uma forte contração muscular durante todo o processo.

Se o objetivo do tratamento for desenvolver uma nova relação oclusal para coincidir com a posição condilar mais retruída e superior, será útil uma técnica de relação cêntrica que empregue uma forte contração muscular. O autor concluiu que o dispositivo de Buhnegrph demonstrou ser um excelente método para comparar posições condilares obtidas a partir de vários tipos de registos interoclusais. Os autores[34] realizaram um estudo para investigar a variabilidade dos registos da relação cêntrica da mandíbula obtidos utilizando diferentes técnicas clinicamente aceitáveis que estão atualmente (1972) em uso. As técnicas comparadas são:

1. Deglutição ou fecho livre: Defendida por Shanahan

2. Orientação do ponto de vista do queixo: Descrita por McCollum

3. Orientação da ponta do queixo com gabarito anterior: Descrito por Lucia

4. Manipulação bilateral: Utilizada por aqueles que aderem à técnica do trajeto gerado funcionalmente.

5. Myomonitor: Uma técnica que utiliza eléctrodos para fornecer impulsos ao 5º nervo craniano, bem como à divisão mandibular do 4º nervo craniano.

Os resultados são expressos como uma variabilidade mediana para a quantidade de registos que se desviaram do seu ponto médio. Os registos de deglutição apresentaram um desvio de 0,40 mm. Os registos de orientação da do queixo desviaram-se 0,14mm. Os registos de orientação da ponta do queixo com gabarito anterior desviaram-se 0,07 mm. Os registos de manipulação bilateral apresentaram um desvio de 0,05mm. O myomonitor produziu uma variabilidade de 0,38mm. Os autores concluíram que a manipulação bilateral produziu a menor área de deslocamento dos registos da relação maxilo-mandibular quando comparada com as outras técnicas testadas. Os registros mais protrusivos foram realizados com a técnica free-closure ou myomonitor. Os registos mais retrusivos foram feitos com a orientação da ponta do queixo com um gabarito anterior.O autor[35] descreveu um novo dispositivo para registar com precisão a relação cêntrica, denominado O. S. U. Woelfel Leaf Wafer. A relação cêntrica é registada utilizando uma bolacha fina e flexível perfurada com um revestimento fino de mylar em ambos os lados.É utilizado um calibre de lâmina para proporcionar a separação mínima dos incisivos necessária para evitar o contacto com os dentes posteriores (para evitar um padrão de encerramento adaptativo ou engrama). Um material de registo interoclusal, como o ZOE, é colocado em ambos os lados da pastilha e o doente fecha-se sem ajuda na posição CR. O material pode ser cortado e verificado intra-oralmente.

O registo deve ser utilizado no prazo de 15 minutos para evitar alterações dimensionais com o material de registo. As vantagens de um calibre de lâminas incluem: fecho não assistido pelo doente em RC, a propriocepção do ligamento periodontal é eliminada e potencialmente anula os engramas do doente. Concluiu que o método é rápido e fácil para o doente e que podem ser feitos vários registos. Pode haver a preocupação de que o registo seja feito com a cabeça do doente inclinada para trás e que o medidor de folha não seja um plano plano os incisivos ocluírem. O registo obtido pode não corresponder a uma posição anterior superior.

## CONCEITO DE OCLUSÃO CÊNTRICA TERMINOLOGIAS DE BASE[36]:

- **Relação centrada** :

1: relação maxilomandibular em que os côndilos se articulam com a porção avascular mais fina dos respectivos discos, com o complexo em posição antero-superior contra as formas das eminências articulares, independentemente do contacto dentário. Esta posição é clinicamente percetível quando a mandíbula é direcionada superiormente e anteriormente. É restrita a um movimento puramente rotatório em torno do eixo horizontal transversal (GPT-5)
2: A relação fisiológica mais retruída da mandíbula com a maxila para

e a partir da qual o indivíduo pode efetuar movimentos laterais. É uma condição que pode existir em vários graus de separação da mandíbula. Ocorre em torno do eixo da dobradiça terminal (GPT-3)
3: A relação mais retruída da mandíbula com o maxilar quando os côndilos estão na posição mais posterior sem tensão na fossa glenoide
a partir do qual se pode efetuar um movimento lateral em qualquer grau de separação dos maxilares (GPT-1)
4: A relação mais posterior do maxilar inferior com o maxilar superior a partir da qual podem ser efectuados movimentos laterais numa determinada dimensão vertical (Boucher)
5: Uma relação entre a maxila e a mandíbula em que se pensa que os côndilos e os discos estão na posição mais média e superior. A posição tem sido difícil de definir anatomicamente, mas é determinada clinicamente pela avaliação do momento em que a mandíbula pode articular-se num eixo terminal fixo (até 25 mm).

É uma relação clinicamente determinada da mandíbula com a maxila quando os conjuntos de discos do côndilo estão posicionados na sua posição mais superior na fossa mandibular e contra a inclinação distal da eminência articular (Ash)
6: A relação da mandíbula com a maxila quando os côndilos estão na posição mais superior e mais posterior nas fossas glenóides. Esta posição pode não ser registada na presença de disfunção do sistema mastigatório.
7: Uma posição clinicamente determinada da mandíbula, colocando ambos os côndilos na sua posição superior anterior. Isto pode ser determinado em pacientes sem dor ou desarranjo na ATM (Ramsfjord).

- **Oclusão cêntrica** :

A oclusão dos dentes opostos quando a mandíbula está em relação cêntrica. Pode ou não coincidir com a posição intercuspidal máxima-comp POSIÇÃO INTERCUSPAL MÁXIMA

- **Posição Intercuspal Máxima**[3]:

A intercuspidação completa dos dentes opostos, independentemente da posição do côndilo, por vezes referida como o melhor encaixe dos dentes, independentemente da posição do côndilo - também designada por intercuspidação máxima - com a OCCLUSÃO CENTRÍFICA.

- **Excêntrico**

l: que não tem o mesmo centro 2: que se desvia de uma trajetória circular 3: que se situa noutro local que não o centro geométrico 4: qualquer posição da mandíbula que não seja a sua posição normal. Relação excêntrica da mandíbula: qualquer relação entre as mandíbulas que não seja uma relação cêntrica.

- **Registo interoclusal**:

Um registo da relação posicional dos dentes ou arcadas opostos; um registo da relação posicional dos dentes ou maxilares entre si.

- **Registo de relações centradas**[6]**:**

Um registo da relação da maxila com a mandíbula quando esta se encontra em relação cêntrica. O registo pode ser obtido intra-oralmente ou extra-oralmente.

## ANATOMIA DE BASE[37]:

### ▶ Articulações temporomandibulares

-Os principais componentes do disco temporomandibular separam a fossa mandibular e o tubérculo articular do osso temporal do processo condilar da mandíbula.

-As superfícies articulares dos processos e fossas condilares estão cobertas por tecido fibroso avascular (em contraste com a maioria das outras articulações, que têm cartilagem hialina).

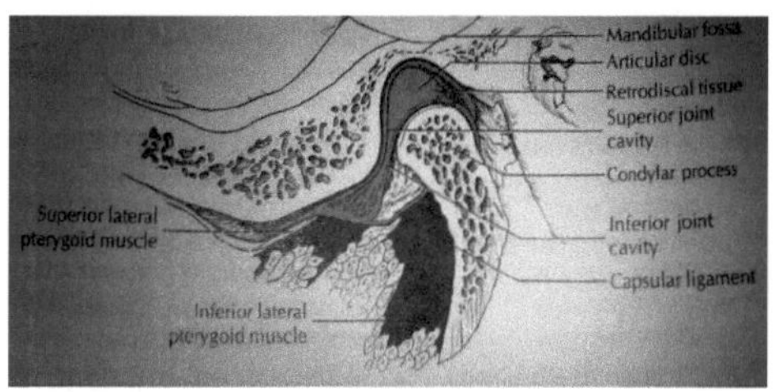


-O **Disco Articular** é constituído por tecido conjuntivo denso; também é avascular e desprovido de nervos na área onde normalmente ocorre a articulação. Posteriormente, está ligado a tecido conjuntivo frouxo e vascularizado, o coxim retrodiscal ou zona bilaminar, que se liga à parede posterior da cápsula articular que envolve a articulação.
Medial e lateralmente o disco está firmemente fixado aos pólos do processo condilar, fundindo-se anteriormente com a cápsula e com o músculo pterigóideo lateral superior. Superior e inferiormente ao disco articular existem dois espaços, as cavidades sinoviais superior e inferior. Estas são delimitadas perifericamente pela cápsula e pelas membranas sinoviais e estão cheias de líquido sinovial. Devido à sua fixação firme aos pólos de cada processo condilar, o disco acompanha o movimento condilar durante a articulação e a translação, o que é possível graças à fixação frouxa dos tecidos conjuntivos posteriores.

**Ligamentos ( Tabela:I)**

corpo da mandíbula está ligado à base do crânio por músculos e também por três ligamentos emparelhados (o temporomandibular (lateral), o esfenomandibular e o estilomandibular). Os ligamentos não podem ser significativamente esticados, pelo que limitam o movimento das articulações. - Os ligamentos temporomandibulares limitam a rotação da mandíbula e protegem as estruturas da articulação, limitando os movimentos da borda. ---Os ligamentos esfenomandibular e estilomandibular limitam a separação entre o processo condilar e o disco; os ligamentos estilomandibulares também limitam os movimentos protrusivos da mandíbula

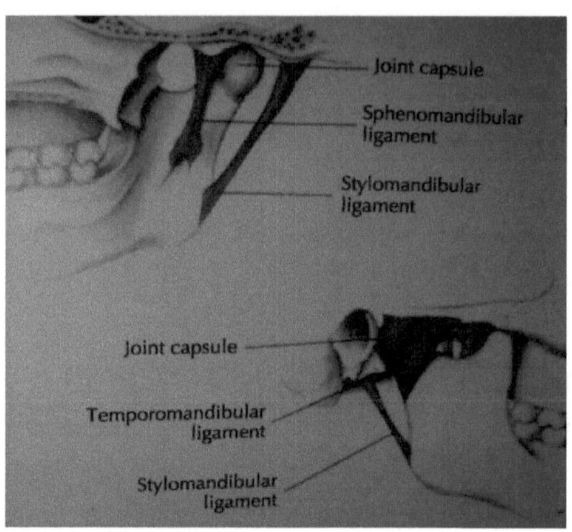


Quadro:I

| LIGAMENTOS MANDIBULARES Origem | | Inserção | | Função | |
|---|---|---|---|---|---|
| Temporomandibular | | | | | |
| - Superficial | Exterior | Posterior | | Limites mandibular | |
| | superfície de | aspeto | de | rotação na abertura | |
| | articular | pescoço | de | | |
| | eminência | condilar | | | |
| | | processo | | | |
| - Crista medial de | | Lateral | | Limites | posterior |
| articular | | aspeto | de | movimentos | |
| eminência | | pescoço | de | | |
| | | condilar | | | |
| | | processo | | | |
| Esfenomandibular Estilomandibular | Coluna vertebral do esfenoide Processo Styloid | Inferior à língula Ângulo mandibular e Fáscia do pterigoide medial muscular | | Acessório da articulação temporomandibular; influência no movimento mandibular contestada Limita protrusão extrema da mandíbula; influência no movimento mandibular contestada | |

**Musculatura** [9](Quadro:II)

-Vários músculos são responsáveis pelos movimentos mandibulares. Estes podem ser agrupados em **Músculos da Mastigação e Músculos Supra-hióideos**. Os primeiros incluem o temporal, o masseter e os pterigóides medial e lateral; os segundos são o genio-hióideo, o milo-hióideo e o digástrico.

As funções dos músculos mandibulares são eventos complexos e bem coordenados. Os três músculos emparelhados da mastigação proporcionam a elevação e o movimento lateral da mandíbula.

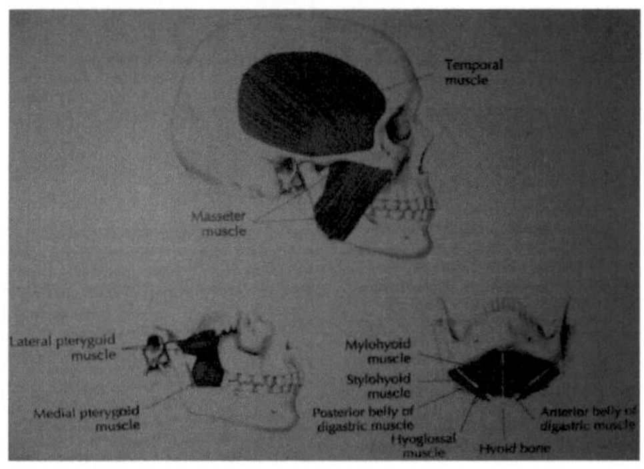


| Músculos da Mastigação | | | | | |
|---|---|---|---|---|---|
| | Origem | Inserção | Inervação | Vascular fornecimento | Função |
| Temporal | Superfícies laterais do crânio | Processo coronoide e bordo anterior do ramo | Nervo temporal (ramo do nervo mandibular) | Artérias temporais médias e profundas (ramos das artérias temporais superficiais e maxilar) | Eleva e retrai a mandíbula, ajuda na rotação, ativa no cerramento |
| Masseter | Zigomático arco | Ângulo de mandíbula | Masséteres nervo | Masseteri Artéria C | Eleva e |
| | | | (divisão do trigémeo | (ramo do maxilar) | protrai a mandíbula, |
| Pterigoide medial | Fossa pterigoide e superfície medial do pterigoide lateral placa | Superfície medial do ângulo da mandíbula | Nervo pterigóideo medial (divisão do trigémeo) | Ramo da artéria maxilar | ajuda no movimento lateral Ativa no cerramento Eleva a mandíbula, causa movimento lateral e saliência |

| | | | | | |
|---|---|---|---|---|---|
| Pterigoide lateral superior | Superfície infratempora l da asa maior do esfenoide | Cápsula articular e disco, Pescoço de côndilo | Ramo do nervo masséter ou do nervo bucal | Ramo da artéria maxilar | Posições disco no encerramen to |
| Pterigoide lateral inferior | Superfície lateral da placa pterigóidea lateral | Colo do côndilo | Ramo do nervo masséter ou do nervo bucal | Ramo da artéria maxilar | Protrusão e depressão da mandíbula, causando movimento |
| Milohióide | Superfície interna da mandíbula | Hioide e Mylohyoi d raphe | Ramos do nervo milo-hióideo (divisão do trigémeo) | Artéria submenta l | Eleva e estabiliza o hioide |
| Geniohyoi d | Tubérculo genial | Hioide | Primeira cervical via hipoglossa l nervo | Ramo da artéria lingual | Eleva e desenha o hioide avançar |
| Ventre anterior do digástrico | Tendão ligado a Hioide por fáscia | Fossa digástrica (bordo inferior do mandíbula) | Ramo do nervo Milohióide o (divisão do trigémeo) | Ramo da artéria facial | Eleva o hioide, deprime a mandíbula |

-São eles o temporal, os masséteres e os pterigóides mediais. Os músculos pterigóides laterais, cada um com dois ventres, funcionam horizontalmente durante a abertura e o fecho; o ventre inferior está ativo durante a protrusão, a depressão e o movimento lateral; o ventre superior está ativo durante o fecho. Acredita-se que o último auxilie na manutenção da integridade do conjunto côndilo-disco, puxando o processo condilar firmemente contra o disco, pois foi demonstrado que o ventre superior se liga ao disco e ao colo do côndilo[20].

-Os músculos do grupo supra-hióideo têm uma função dupla. Podem elevar o osso hioide ou deprimir a mandíbula. O movimento que resulta da sua contração depende do estado de contração dos outros músculos da região do pescoço e da mandíbula. Quando os músculos da mastigação estão em estado de contração, os supra-hióideos elevam o osso hioide. No entanto, se os músculos infra-hióideos estiverem contraídos, os supra-hióideos irão deprimir e retrair a mandíbula.

O genio-hióideo e o milo-hióideo iniciam os movimentos de abertura, e o ventre anterior do digástrico completa a depressão mandibular.

**Dentição**[9]:

-As posições relativas dos dentes maxilares e mandibulares influenciam o movimento mandibular. Muitas oclusões "ideais" foram descritas. Na maioria delas, os dentes maxilares e mandibulares contactam simultaneamente quando os processos condilares estão completamente assentes nas fossas mandibulares e os dentes não interferem com o movimento harmonioso mandíbula durante a função. posição totalmente assentada bilateral dos conjuntos côndilo-disco, os dentes maxilares e mandibulares idealmente exibem máxima intercuspidação.
Se a cúspide mesiovestibular do primeiro molar superior estiver alinhada com o sulco vestibular do primeiro molar inferior, e a relação ortodôntica de Classe I de Angle existir, é considerada normal. Nessa relação, os dentes anteriores se sobrepõem horizontal e verticalmente.

## B) Movimentos mandibulares

-O movimento mandibular complexo e tridimensional pode ser dividido em dois componentes básicos: **translação**, quando todos os pontos dentro de um corpo têm um movimento idêntico, e **rotação**, quando o corpo está a girar em torno de um eixo.

## PLANOS DE REFERÊNCIA

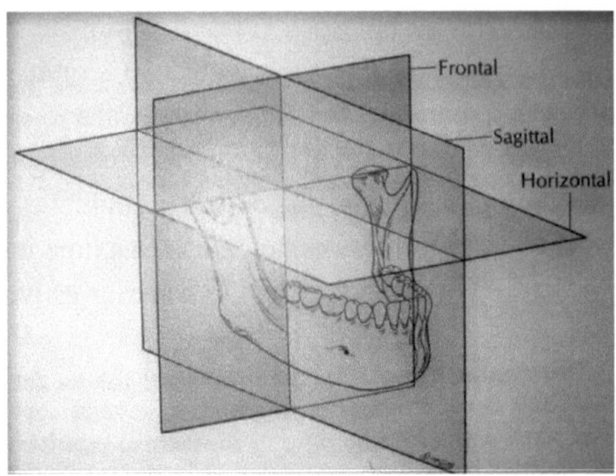


**Plano Sagital[12]**

-No plano sagital, a mandíbula é capaz de um movimento puramente rotacional, bem como de translação. A rotação ocorre em torno do eixo da articulação terminal (uma linha horizontal imaginária que passa pelos centros de rotação dos processos condilares esquerdo e direito).

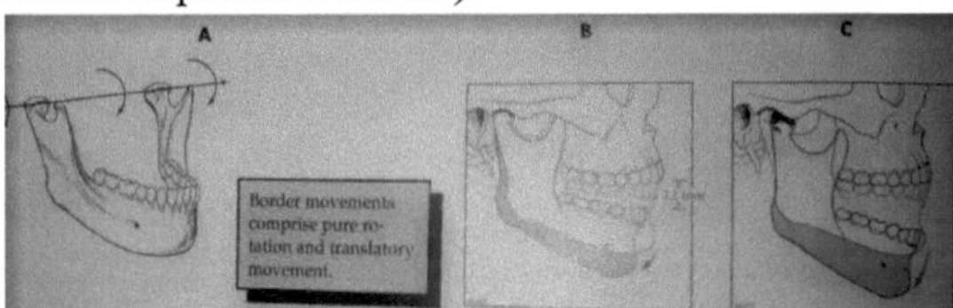


**Fig: A, A rotação da mandíbula num plano sagital pode ser feita em torno do eixo da dobradiça terminal. B, após cerca de 12 mm de abertura incisal, a mandíbula é forçada a transladar. C, Abertura máxima; os côndilos foram transladados.**

-O movimento de rotação é limitado a cerca de **12 mm** de separação dos incisivos antes que os ligamentos temporomandibulares e as estruturas anteriores ao processo mastoide forcem a mandíbula a transladar. O movimento inicial de rotação ou articulação ocorre entre o côndilo e o disco articular.

Durante a translação, o músculo pterigoide lateral contrai-se e move o conjunto côndilo-disco para a frente ao longo da inclinação posterior do tubérculo. O movimento condilar é semelhante durante o movimento mandibular protrusivo.

## Plano horizontal

-No plano horizontal, a mandíbula é capaz de rodar em torno de vários eixos verticais.

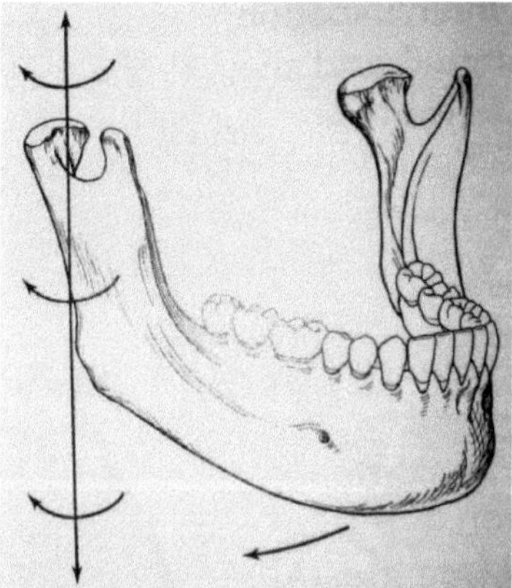

**Fig: A rotação no plano horizontal ocorre durante o movimento lateral da mandíbula. O eixo vertical está situado no processo condilar.**

-Por exemplo, o movimento lateral consiste na rotação em torno de um eixo situado processo condilar de trabalho (laterotrusivo) com relativamente pouca translação simultânea. Uma ligeira translação lateral - conhecida como **movimento de Bennett, deslocamento lateral da mandíbula** ou laterotrusão - está frequentemente presente. Esta pode ser ligeiramente para a frente ou ligeiramente para trás (lateroprotrusão ou lateroretrusão).
O côndilo orbitário (não funcional) desloca-se para a frente e medialmente, limitado pelo aspeto medial da fossa mandibular e pelo ligamento temporomandibular. Finalmente, a mandíbula pode fazer um movimento protrusivo reto[17].

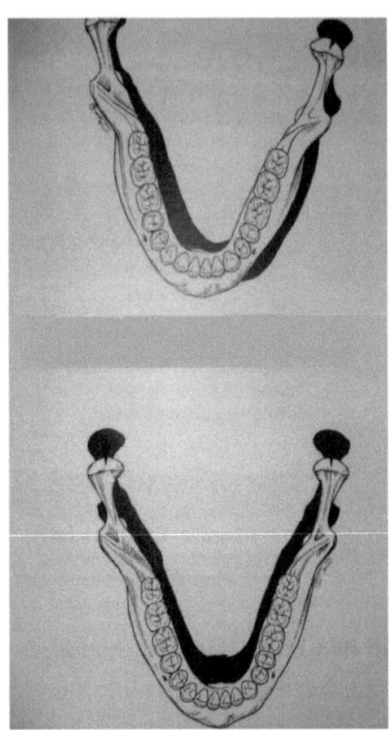

**Fig: Movimento mandibular lateral direito e protrusivo no plano horizontal.**

## Plano frontal[9,12]

Quando se observa um movimento lateral no plano frontal, o côndilo mediotrusivo (ou não funcional) move-se para baixo e medialmente enquanto o côndilo laterotrusivo (ou funcional) roda em torno do eixo sagital perpendicular a este plano.

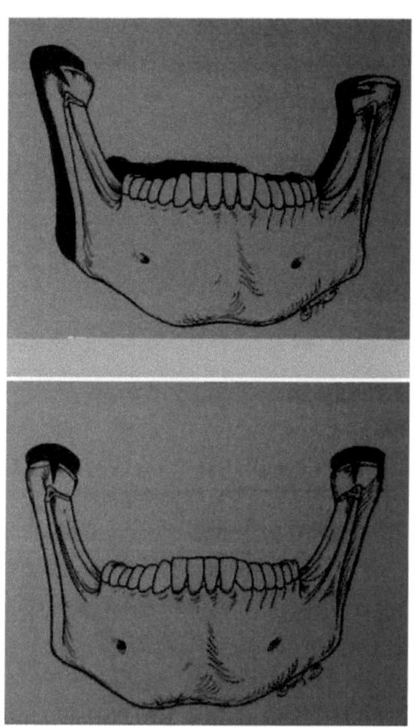

**Fig: Movimentos laterais e protrusivos no plano frontal**

-Ainda, conforme determinado pela anatomia da parede medial da fossa mandibular no lado mediotrusivo, pode ser observada uma transtrusão: conforme determinado pela anatomia fossa mandibular no lado laterotrusivo, esta pode ser lateral e ascendente ou lateral e descendente (**laterosurtursão e laterodetrusão**).

Movimento retilíneo observado no plano frontal, com ambos os côndilos no frontal, com ambos os processos condilares a deslocarem-se para baixo à medida que ao longo das eminências tuberculares.

## Movimentos fronteiriços

Os movimentos mandibulares são limitados pelas articulações e ligamentos temporomandibulares, pelo sistema neuromuscular e pelos dentes. Posselt foi o primeiro a descrever os extremos do movimento mandibular, que ele chamou de **movimentos de borda.** Posselt utilizou uma representação tridimensional movimentos extremos que a mandíbula é capaz de efetuar. Todos os movimentos mandibulares possíveis ocorrem dentro dos seus limites.

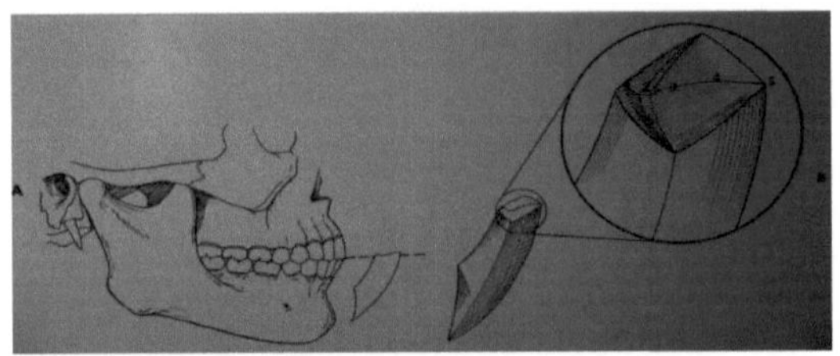

Fig: Movimento do bordo mandibular no plano sagital. E a representação tridimensional de Posselt do envelope total do movimento mandibular.

-A partir das posições intercuspídeas via protrusiva, os incisivos inferiores são inicialmente guiados pela concavidade lingual dos dentes anteriores superiores. Isto leva a uma perda gradual do contacto com os dentes posteriores à medida que os incisivos atingem a posição de borda a borda. Isso é representado no diagrama de Posselt pela inclinação inicial para baixo[11].

- À medida que a mandíbula se move mais protrusivamente, os incisivos deslizam sobre uma trajetória horizontal que representa a posição de borda a borda, após a qual os incisivos inferiores se movem para cima até que ocorra um novo contacto com os dentes posteriores. O movimento protrusivo adicional mandíbula ocorre tipicamente sem dentário significativo.

- O bordo mais à direita do **sólido de Posselt** representa o traço de abertura e fecho mais saliente.

-A posição máxima de abertura mandíbula é representada pelo ponto mais baixo do diagrama.

-A margem esquerda do diagrama representa o traço de fecho mais recuado.

**Determinantes posteriores e anteriores[20]:**

As caraterísticas do movimento mandibular são estabelecidas posteriormente pela morfologia das articulações temporomandibulares e anteriormente pela relação dos dentes anteriores.

-Os **determinantes posteriores**: forma das eminências articulares, anatomia das paredes mediais das fossas mandibulares, configuração dos processos condilares mandibulares não podem ser controlados, nem é possível influenciar as respostas neuromusculares do paciente, a não ser por meios indirectos (através da alteração da configuração dos dentes em contacto ou da colocação de um aparelho oclusal).

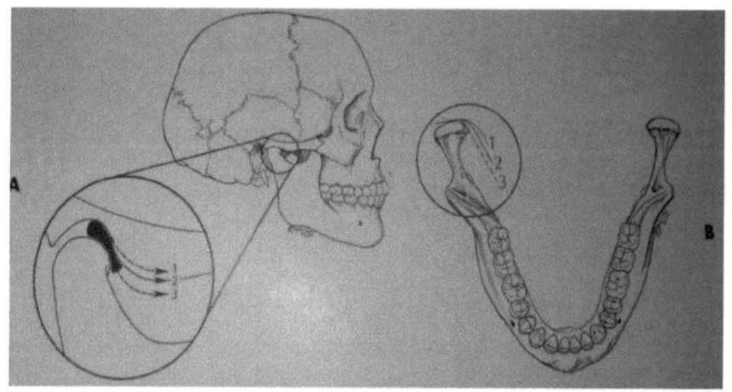


**Fig: Determinantes posteriores da oclusão: A; Ângulo da eminência articular (orientação condilar). 1. Plano,2, médio;3, acentuado. B, Anatomia das paredes mediais da fossa mandibular. 1, maior média; 2, média; 3, desvio lateral mínimo.**

-Se um paciente tiver eminências muito inclinadas, haverá um grande componente descendente do movimento condilar durante **as excursões** laterais e protrusivas. Da mesma forma, a anatomia da parede medial de cada fossa normalmente permite que o côndilo se mova ligeiramente para medial à medida que se desloca para a frente (deslocamento lateral da mandíbula, ou transtrusão). O deslocamento lateral tornar-se-á maior à medida que a extensão do movimento medial aumenta. No entanto, a anatomia da articulação dita a trajetória real e o momento do movimento condilar. -O movimento do processo condilar laterotrusivo ou de trabalho é influenciado predominantemente pela anatomia da parede lateral da fossa mandibular. A quantidade de desvio lateral é, , uma função do côndilo mediotrusivo ou não operante; no lado operante, no entanto, é a anatomia do aspeto lateral da fossa que guia o côndilo operante diretamente para fora, para cima e para baixo.

**Os determinantes anteriores** são as sobreposições verticais e horizontais e as concavidades linguais maxilares dos dentes anteriores. Estes podem ser alterados através de tratamento de restauração e ortodôntico.

- Uma maior sobreposição vertical faz com que a direção da abertura mandibular seja mais vertical durante a fase inicial do movimento protrusivo e cria uma trajetória mais vertical no final do movimento mastigatório.

- O aumento da sobreposição horizontal permite um movimento mais horizontal da mandíbula.

- **Movimentos funcionais**

- A maioria dos movimentos funcionais da mandíbula (como os que ocorrem durante a mastigação e a fala) ocorre dentro dos limites fisiológicos estabelecidos pelos dentes, pelas articulações temporomandibulares e pelos músculos e ligamentos da mastigação; portanto, esses movimentos raramente coincidem com os movimentos da borda.

- **Movimentos parafuncionais**

- Os movimentos parafuncionais da mandíbula podem ser descritos como actividades sustentadas que ocorrem para além das funções normais de mastigação, deglutição e fala. Existem muitas formas de actividades parafuncionais, incluindo bruxismo, cerrar os dentes, roer as unhas e mastigar lápis, entre outras.

- Tipicamente, a parafunção manifesta-se por longos períodos de aumento da contração muscular e hiperatividade. Simultaneamente, ocorre uma pressão oclusal excessiva e um contacto prolongado com os dentes, o que é inconsistente com o ciclo normal de mastigação. Durante um período prolongado, isto pode resultar em desgaste excessivo, alargamento do ligamento periodontal (PDL) e mobilidade, migração ou fratura dos dentes. Disfunção muscular, como mioespasmos.

## - RELAÇÃO CÊNTRICA (C.R), POSIÇÃO DE CONTACTO RETRUÍDA (RCP) E OCLUSÃO CÊNTRICA (C.O) [38]:

- **A relação cêntrica** é a relação maxilomandibular em que os côndilos se articulam com a porção avascular mais fina do respetivo disco, com o complexo na posição anterior-superior contra as vertentes da eminência articular. Esta posição é independente do contacto dentário. a um movimento puramente rotatório em torno do eixo horizontal transversal.

- **Posição de contacto retruída** (RCP) - é a relação oclusal guiada que ocorre na posição mais retruída côndilos cavidades articulares. Uma posição que pode ser mais retruída do que a RC.

## - IMPORTÂNCIA DA R.C.P.

- -RCP é considerada uma posição relativamente reproduzível e, como tal, útil no tratamento restaurador de indivíduos dentados e edêntulos e como ponto de referência para o registo de transferências, de modo a que os moldes possam ser montados em articuladores.

- -Posselt, no seu tratado clássico "Estudos sobre a mobilidade da mandíbula humana", verificou que a posição retruída da mandíbula era reproduzível com uma precisão de 0,8 mm e, por conseguinte, podia ser designada como um movimento de fronteira.

- Esta reprodutibilidade é conseguida em virtude da natureza não elástica da cápsula da articulação temporomandibular e do ligamento capsular associado.

- INDIVÍDUOS DENTADOS

- Nos doentes dentados, o RCP é uma posição sem tensão da mandíbula em relação à maxila, que ocorre no(s) contacto(s) inicial(ais) com os dentes. Este contacto segue-se ao fecho em torno do eixo da dobradiça terminal, onde as cabeças condilares estão na sua posição mais anterior e superior nas fossas glenóides.

-Em 10% dos indivíduos dentados, a PCR coincide com a posição intercuspídea (PIC) ou MI ou C.O. Para os restantes, a PCR é a posição ínfero-posterior (PIC) ou MI ou C.O. Para os restantes, a PCR é ínfero-posterior à PIC em 0,5-2mm. O movimento da PCR para a PIC é conhecido como deslizamento.

A situação da prótese parcial situa-se entre a dos pacientes dentados e a dos pacientes edêntulos. Os factores importantes incluem a distribuição dos dentes naturais, a distribuição dos contactos oclusais naturais e a dimensão vertical oclusal existente no paciente.

-Os indivíduos com uma PIC facilmente identificável, estável e confortável podem necessitar apenas de uma abordagem de confirmação em vez de uma reorganização da PIC. A reorganização envolve a alteração da PIC existente de um paciente para uma nova PIC. Essa nova PIC é feita coincidir com a PCR devido à reprodutibilidade desta última. Isto eliminará o deslizamento RCP-ICP.

INDIVÍDUOS DESDENTADOS[21]

-Nestes indivíduos não existem contactos dentários naturais para definir um RCP nesta situação, os contactos dentários protéticos (ou o contacto do rebordo oclusal em cera) ao longo da área retruída de fecho em algum ponto. Isto é ditado pela dimensão vertical oclusal (OVD) apropriada para estes pacientes, pois a mandíbula e a maxila estão em RC nesta OVD e é a partir daqui que o esquema oclusal protético é construído. Além disso, esta posição é o ponto de partida para o movimento mandibular excêntrico.

-Uma relação mandibular retruída é registada devido à sua reprodutibilidade relativa e para produzir estabilidade das bases da prótese, em conjunto com a falta de contactos interferentes na posição mandibular excêntrica. Pode também contribuir para a saúde da ATM e existe uma correlação positiva entre a utilização de próteses completas e a precisão do registo da RC.

UTILIZAÇÕES DA RCP NOS DOENTES COM DENGUE[9,14]

-Em pacientes dentados, a localização e o registo reprodutível do PCR são importantes para:

1. Montagem de modelos num articulador. O movimento mandibular pode ser simulado devido à rotação pura em torno do eixo da articulação terminal.
2. Reorganização da oclusão do paciente numa nova OVD
3. Análise oclusal em casos de desgaste dentário, mobilidade dentária, deslocação, dor ou falha repetida da restauração.
4. Terapia de esplintagem oclusal.
5. Distalização da mandíbula para criar espaço no palato para restaurações anteriores.
6. Restauração de um dente que está envolvido na determinação do RCP.
7. Determinar a magnitude e a direção do deslizamento da PCR para a PIC, a fim de avaliar a força resultante aplicada à restauração anterior.
8. Análise da linha média em casos de assimetria facial, a fim de separar as causas dentárias e esqueléticas.

POSIÇÃO INTERCUSPAL - a intercuspidação completa do dente oposto independente da posição condilar. Por vezes referida como a melhor adaptação dentes, independentemente da posição condilar.
OCCLUSÃO CENTRÍFICA - a oclusão dentes opostos quando a mandíbula está em relação cêntrica, podendo ou não coincidir com a posição intercuspídea.
LIBERDADE EM CÊNTRICA[39]
Também conhecida como **"cêntrica longa".** Liberdade em oclusão cêntrica quando a mandíbula é capaz de se mover anteriormente por uma curta distância no mesmo plano horizontal e sagital, mantendo o contacto dentário.
Em alternativa, não haverá liberdade na oclusão cêntrica se os dentes da frente ou a oclusão posterior não permitirem este movimento horizontal.
Dois exemplos comuns de oclusão que podem não ter esta liberdade são, em primeiro lugar, aqueles que têm uma relação de incisivos de classe II div. 2 e, em segundo lugar, quando a coroa anterior foi dotada de uma superfície palatina demasiado espessa.

# ORIENTAÇÃO MANDIBULAR NA POSIÇÃO DE CONTACTO RETRUÍDA[38]

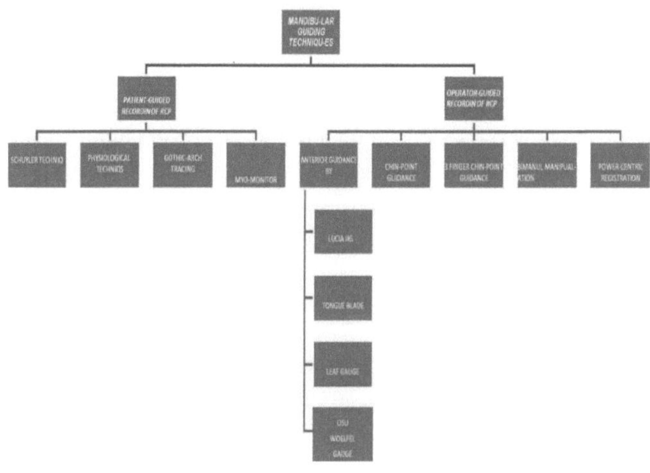

## TÉCNICAS DE RELAÇÃO CENTRADA NO REGISTO

I. REGISTO GUIADO PELO DOENTE DA RCP:

A. **TÉCNICA SCHUYLER**: FIGO

-Esta técnica rápida e simples implica que o paciente coloque a ponta da língua na parte de trás do palato e se feche numa ferradura de cera amolecida com uma ligeira pressão.
- Pode ser utilizado com aros de cera para pacientes desdentados.

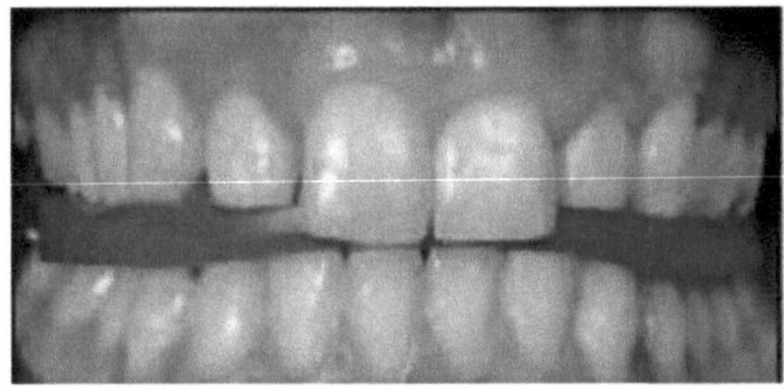

**FIG : Vista clínica do registo do RCP utilizando a técnica de Schuyler. Neste caso, a cera amolecida em duas camadas actua como meio de registo**

**Desvantagens**:

- Não há forma de verificar a natureza do contacto dentário indesejado ou a retrusão da mandíbula.
- O amolecimento não uniforme da cera pode levar a imprecisões no registo.

B. **TÉCNICA FISIOLÓGICA:**

- Este método utiliza cones de cera mole colocados posteriormente. O paciente engole várias vezes, simultaneamente a mandíbula retrocede e o registo é feito.
**Desvantagem**: para além uniformidade na suavidade da cera, não há controlo sobre a retrusão mandibular nem qualquer contacto com os dentes.
- Esta técnica é mais adequada para pacientes edêntulos.

C. **TRAÇADO DE ARCO GÓTICO (PONTA DE SETA)**:

- Esta técnica foi descrita para utilização em pacientes dentados e edêntulos.
- Pode ser: rastreio extra-oral e intra-oral
- São adicionadas placas metálicas aos rebordos de cera superior e inferior. A

placa inferior tem um pino central, que pode ser ajustado à altura da face oclusal desejada e em ângulo reto com o lado oposto. O pino é o único ponto de contacto entre a maxila e a mandíbula. O doente pratica as excursões mandibulares utilizando o dispositivo, após o que é adicionado um spray fino de oclusão à placa maxilar. Quando o doente reproduz os movimentos de excursão e o pino mandibular traça uma seta na placa maxilar, delineando as trajectórias destas excursões. O ponto de intersecção das três linhas indica a relação mandibular retruída. Esta disposição pode ser configurada para um registo extra-oral seguindo os mesmos princípios.

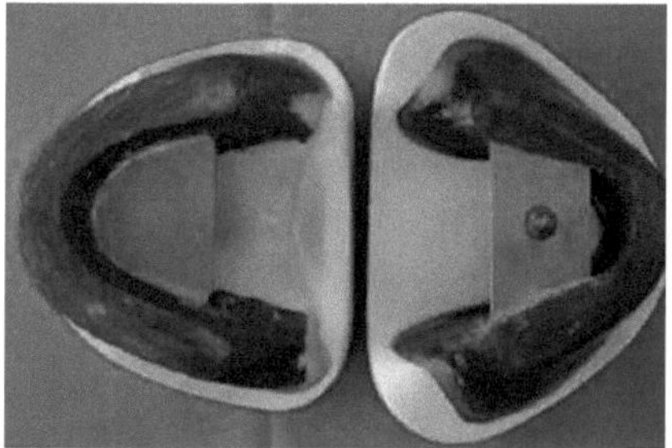

**FIG:Rebordos oclusais maxilares e mandibulares**

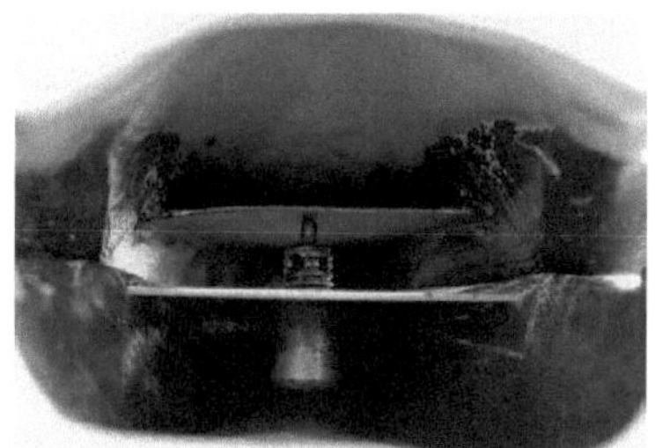

**FIG. Uma vista de perto que mostra a relação entre a caneta e o quando se regista a PCR utilizando o método de traçado em arco gótico. O estilete traça um traçado em forma de ponta de seta na placa maxilar, delineando as excursões protrusivas e laterais direita e esquerda da mandíbula. O ponto de encontro das linhas na placa representa a posição mandibular retruída.**

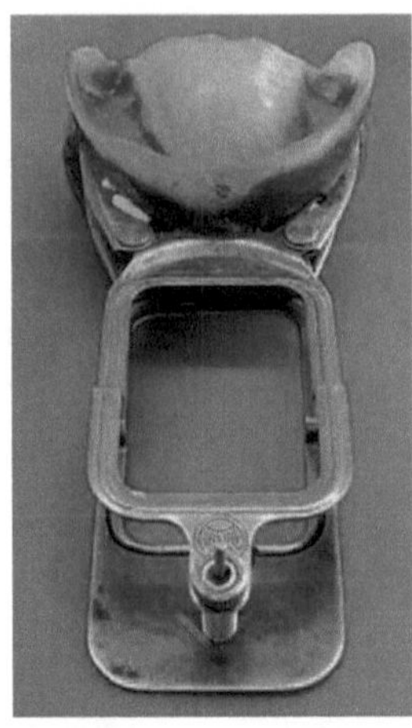

**FIG. Sistema de registo extra-oral de um traçado de arco gótico. O sistema de placas de estilete é fixado aos aros através de forquilhas**

## AVALIAÇÃO DO TRAÇADO DO ARCO GÓTICO[4,7,9]

**Forma clássica e pontiaguda**

A simetria indica uma sequência de movimentos sem perturbações nas articulações e uma orientação muscular uniforme.

**Forma plana clássica**

A imagem indica movimentos laterais distintos côndilos nas fossas.

**Traçado de arco gótico fraco**

A imagem indica uma execução frouxa e negligente dos movimentos, sobretudo dos componentes para trás. O registo deve ser repetido: Deve-se exigir do paciente movimentos mais fortes.

**Forma assimétrica**

O traçado indica uma clara inibição do movimento para a frente na articulação direita.

**Traçado de arco gótico em miniatura**

O rastreio aponta para movimentos semelhantes a cãibras, blocos de registo mal ajustados e causadores de dor, estado desdentado de longa data com movimento inibido nas articulações, aparelhos protésicos mal construídos, etc.

**A linha vertical sobressai para além da ponta da seta**

Este traçado foi produzido quer por retração forçada quer por empurrão da mandíbula. É, no entanto, possível que o arco gótico tenha sido obtido com uma mandíbula protruída.

**Desvantagens desta técnica22:**

- demorado

- Requer rebordos alveolares superiores e inferiores bem definidos e não deslocáveis para permitir bases acrílicas estáveis e retentivas.
- As línguas grandes também podem causar movimentos da base durante o traçado.

- Os movimentos excursivos verdadeiramente reprodutíveis são muitas vezes difíceis de recriar pelos doentes, produzindo assim um traçado imperfeito da ponta da seta que requer um elemento de interpretação.

**MYO-MONITOR40:**

- O myo-monitor é um dispositivo elétrico de estimulação da mandíbula que pretende produzir um registo oclusal preciso e reproduzível na posição oclusal vertical e horizontal mais compatível com a musculatura de cada paciente. Esta posição, conhecida como "Myo-Monitor centric", é alcançada durante o fecho mandibular involuntário e intermitente produzido pelo instrumento.
- Um exemplo é o Estimulador Muscular J-4, que produz uma estimulação pulsada de frequência ultra-baixa dos músculos faciais e mastigatórios. Os eléctrodos de estimulação são colocados sobre os entalhes da coroideia e um elétrodo comum está localizado na nuca[26].
- Os defensores do mio-monitor sugerem que os músculos "fechadores da mandíbula" actuam simultaneamente, através da contração reflexa, para produzir uma posição mandibular retruída reproduzível.
- Os opositores sugerem que: jpd 1974 john reimen

1. A posição "Myo-monitor centric" determina um eixo de rotação que é anterior e inferior ao eixo da articulação terminal.

2. Posição "Myo-monitor centric", a mandíbula é anterior à sua posição tanto em C.R. como em C.O.

3. O registo "Myo-monitor centric" não resulta numa posição mandibular reprodutível.

4. O fecho mandibular produzido pelo Myo-monitor varia com as alterações na

posição antero-posterior da cabeça.

5. O contacto dentário "Myo-monitor centric" ocorre normalmente antes do contacto dentário da relação cêntrica.

II.REGISTO GUIADO PELO OPERADOR

A. **Método de orientação da ponta do queixo**: fig.

- O doente está sentado de forma direita e descontraída, com o médico posicionado à frente.

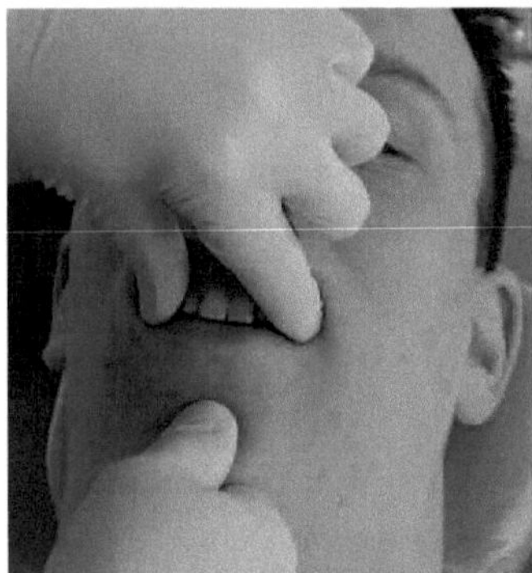

**Uma visão clínica extra-oral do método de orientação da ponta do queixo para registar a PCR**

- Uma pastilha de cera amolecida de duas camadas (1,4 mm de espessura) é empurrada suavemente contra as cúspides dos dentes maxilares com força suficiente para fazer ligeiras indentações nas cúspides.
- A bolacha é removida, arrefecida e colocada de novo para verificar o ajuste e a estabilidade.
- É aplicado um meio de registo na superfície mandibular da pastilha de cera e a mandíbula do paciente é guiada para um fecho em dobradiça pelo polegar e indicador do operador.
- Depois de vários movimentos suaves, o fecho da dobradiça é completado até que os dentes mandibulares apenas façam uma marca no material de registo.
- O risco deste método é a facilidade com que os côndilos podem ser sobre-retruídos.

B. **Orientação da ponta do queixo com três dedos:** fig.

- Semelhante ao método de orientação pela ponta do queixo, exceto no que se refere à posição da mão do operador.
- É criado um tripé na ponta do queixo e no bordo inferior da mandíbula em ambos os lados com o polegar, o indicador e o terceiro dedo. É necessária uma orientação suave ao longo dos três dedos num plano médio-sagital.

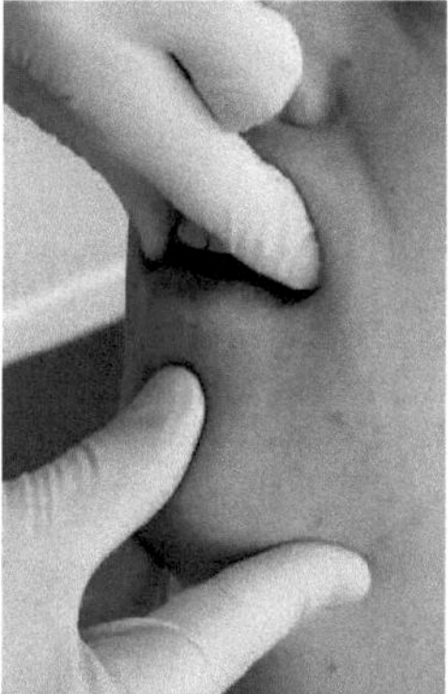

**Uma vista clínica extra-oral do método de orientação do ponto do queixo com três dedos. Note-se a diferença na posição da mão do operador em comparação com a fig. anterior.**

- Isto encoraja a colocação anterior-superior dos côndilos, mas é necessário cuidado, pois é fácil desviar a mandíbula para um lado.
- Esta técnica não é recomendada para indivíduos edêntulos porque a

A posição da mão do operador pode levar à deslocação da base da prótese inferior.

C. **Método de manipulação bimanual:** fig.

- O doente é colocado em posição supina e o operador senta-se diretamente atrás dele.

-O quinto dedo de cada mão é colocado atrás do ângulo de cada mandíbula, com o quarto dedo posicionado à frente da mandíbula.
-Isto permite que os côndilos sejam direcionados anteriosuperiormente dentro das fossas glenóides.
-O terceiro dedo é colocado superfície inferior do corpo da mandíbula e o dedo indicador submentalmente na linha média.
-Os polegares são posicionados lateralmente à sínfise.

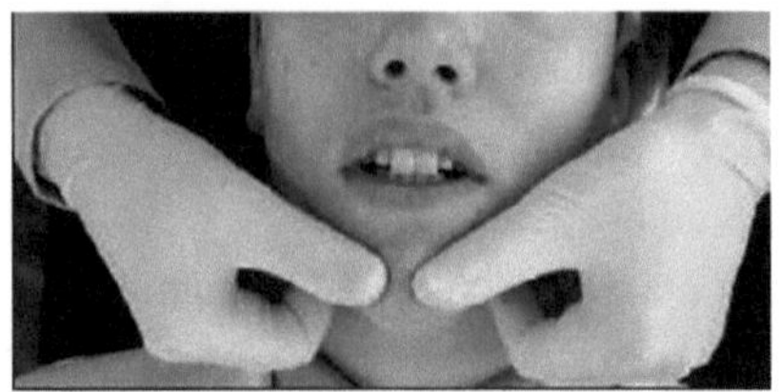

FIG. **Método de manipulação bimanual para registar a PCR. O operador posiciona-se atrás do doente em decúbito dorsal e ajuda a guiar suavemente a ATM para a posição mais antero-superior dentro da fossa glenoide**

-Ao abrir e fechar algumas vezes no eixo da dobradiça, o doente relaxa e o registo pode ser efectuado.
-Esta técnica também pode ser utilizada para o paciente edêntulo, desde que o rebordo alveolar inferior esteja suficientemente desenvolvido para permitir o fornecimento de uma base inferior estável e retentiva.

- Um método alternativo, com o operador à frente do doente, consiste em utilizar o dedo indicador para estabilizar a base inferior do registo e orientação é dada pelo polegar no queixo.

D. **Orientação anterior por um gabarito Lucia:** fig.

- A base do método Lucia Jig e das técnicas que se seguem é fornecer uma referência anterior.
- Este forma um tripé com os côndilos, ajudando-os a localizarem-se na posição mais ântero-superior da fossa glenoide.
- Com os dentes fora de contacto, toda a receção propioceptiva dos dentes e da musculatura é removida.
- Um batente anterior também estabiliza a mandíbula durante o registo e permite uma separação mínima dos dentes para que o meio de registo seja o mais fino possível.
- O Lucia Jig é fabricado em resina acrílica autopolimerizável num molde de estudo ou na boca.
- Na fase de massa, a resina acrílica é adaptada aos dentes anteriores superiores, utilizando parafina mole como separador. O acrílico palatino é manipulado para cobrir apenas os tecidos palatinos.
- O aspeto lingual deve inclinar-se posterior e superiormente num ângulo entre 40-60 graus e uma espátula de madeira pode ser útil para o conseguir.

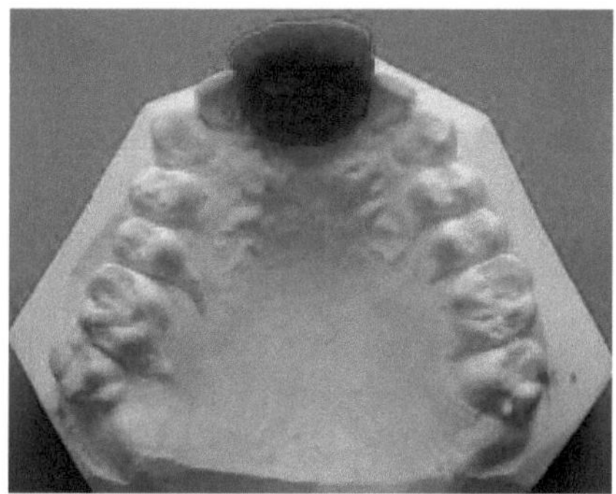

**FIG: Vista palatina de um gabarito Lucia feito de DuraLay num molde de estudo**

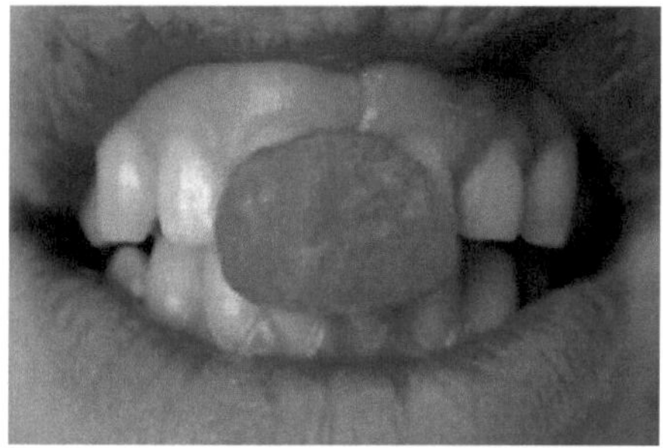

**FIG: Uma vista clínica anterior do gabarito colocado no maxilar do paciente dentes. Isto ajuda a formar um ponto de referência anterior para o registo do RCP**

-Durante o assentamento do gabarito, este deve ser colocado e retirado dos dentes para evitar o encaixe de cortes inferiores e para reduzir a possibilidade de traumatismo térmico.

- Uma vez ajustado, o gabarito é ajustado com papel de articulação colocado na face palatina, enquanto o paciente efectua movimentos laterais e antero-posteriores ou excursivos.

- num incisivo inferior selecionado, desenhar um padrão em forma de ponta de seta, cujas asas e contornos podem ser esmerilados para deixar o ápice; este processo é repetido até ficar uma área elevada de acrílico no ápice

- Esta é a localização da posição retruída e a altura vertical é então ajustada até que os dentes posteriores fiquem fora de contacto.

-O registo é feito nesta posição com o gabarito na boca.

- É importante que, enquanto o gabarito estiver a ser ajustado fora da boca, o paciente morda o papel de algodão ou um ejetor de saliva para manter os dentes descluídos, caso contrário, o efeito de treino do gabarito perder-se-á.

E. **Orientação anterior por uma lâmina de língua:**

- Utiliza espátulas de madeira em vez de um gabarito Lucia feito à medida para fornecer um ponto de referência anterior.
- O grau de separação dos dentes pode ser alterado pelo número de espátulas utilizadas.

- Os dentes do doente têm de ser descluídos durante dez a vinte minutos antes do registo para que se perca a entrada propioceptiva.
- Não é possível qualquer ajustamento segundo os princípios do arco gótico

- Uma vez obtida a orientação correta da espátula anterior, é utilizado material de registo para registar a posição relativa dos dentes mandibulares e maxilares.

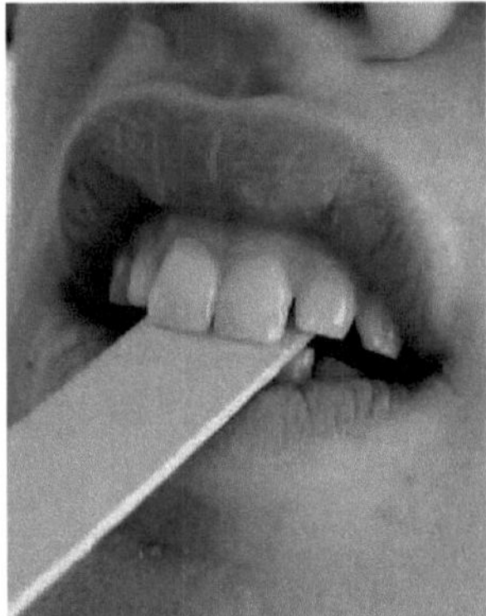

FIG: **Uma vista clínica anterior mostrando a utilização de lâminas de língua para produzir um ponto de referência anterior durante um registo RCP. Utilizam-se lâminas de madeira suficientes para obter apenas a desclusão posterior dos dentes**

F. **Orientação anterior por um Leaf Gauge:**

- É uma variação do princípio de Lucia jig.

- Originalmente, foi descrito um livro de dez folhas de acetato, mas atualmente estão disponíveis versões em papel descartáveis.
- As folhas fornecem o ponto de referência anterior e o grau de separação pode ser alterado até que os dentes atinjam a oclusão.

- Não é possível qualquer ajustamento segundo os princípios do arco gótico.

- Uma pastilha de suporte de registo permite o registo do registo interdentário.

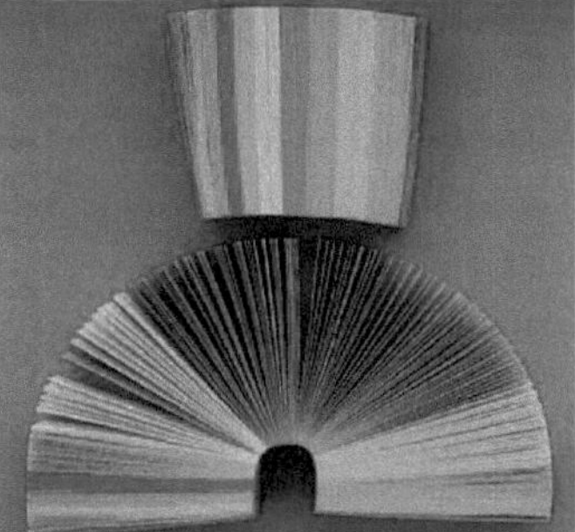

**FIG: Um livro de folhas multicoloridas que pode ser utilizado seletivamente como medidor de folhas**

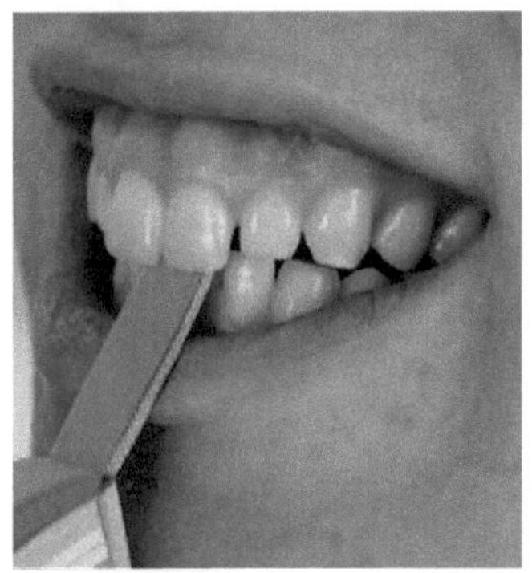

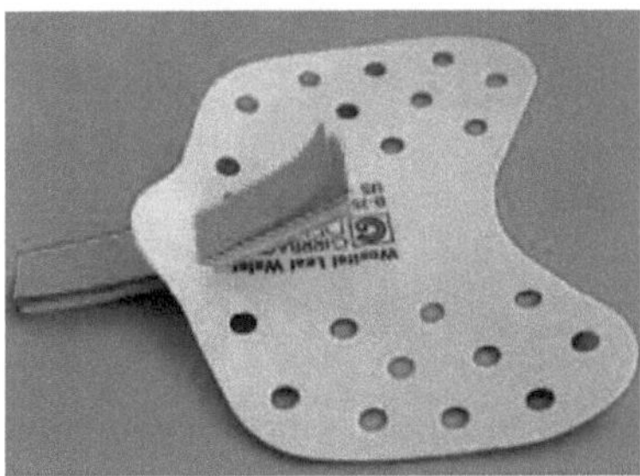

**FIG :Foi selecionada uma espessura específica de Folhas em Uma bolacha de suporte pode então ser adicionada para obter um Anterior para suportar o ponto de referência do meio de registo para registo do RCP.**

G. **Orientação anterior por um calibre de Woelfel da OSU:**

-Este método foi desenvolvido por Woelfel na Universidade do Estado de Ohio para simplificar a técnica do gabarito de Lucia, sem deixar de obter um ponto de contacto anterior na posição retruída.

-O aparelho especialmente concebido possui uma plataforma de mordida de acetato graduada, cuja posição é ajustada no sentido anterior-posterior até que os dentes estejam minimamente fora de contacto.

- Pode então ser adicionada uma pastilha de suporte de registo e efectuado o registo interdentário

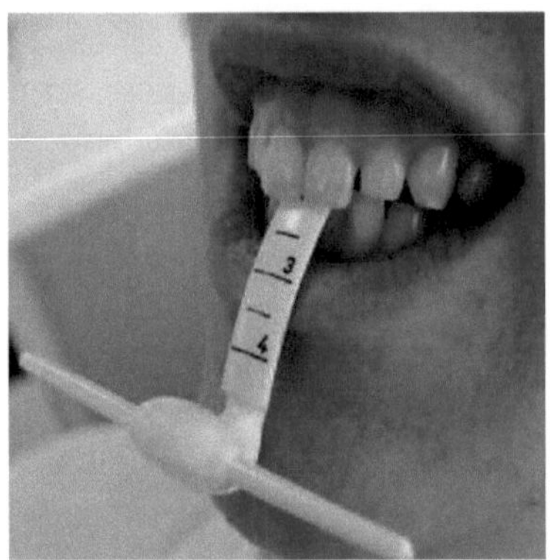

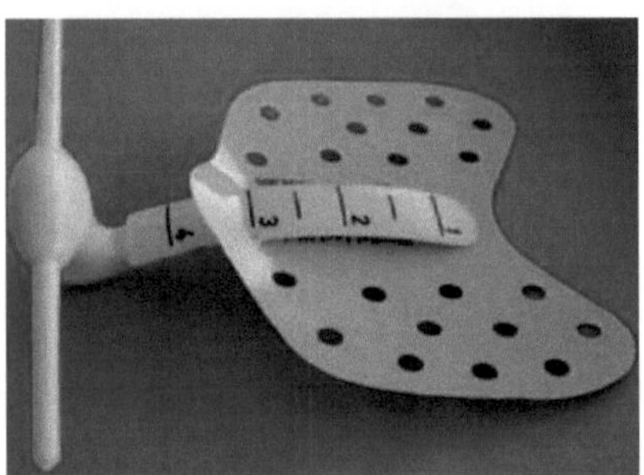

**Uma vista clínica anterior mostrando o acetato graduado FIGURA: Medidor de Woelfel OSU Pode ser utilizada uma pastilha de suporte de registo com o medidor de Woelfel OSU**

H. **Método de registo centrado na potência25:**

Esta técnica distingue-se pelo facto de o operador empregar uma força dirigida para obter uma RCP.

- com dentista em frente e à direita do doente em posição supina, o polegar e o indicador esquerdos são colocados sobre os dentes superiores
- O polegar direito é colocado na parte superior do , enquanto o segundo e o terceiro dedos se posicionam ao longo borda inferior da mandíbula.
- O braço direito do operador é endurecido e a pressão é aplicada partir do suporte, inclinando-se.
- Foi sugerido que o encurtamento muscular reflexo actua para retruir a mandíbula, mas é provável que a mandíbula seja empurrada demasiado para trás, produzindo assim um erro no registo RCP.

## DISCUSSÃO

**Weinberg afirmou que, "Em última análise, o verdadeiro valor do nosso trabalho individual pode ser medido apenas pelo grau de delicadeza com que praticamos a arte da medicina dentária, e não pela escola de pensamento particular a que aderimos[32]".**

O estudo da oclusão e das relações dos maxilares no que diz respeito às funções do sistema mastigatório tem sido um tópico de interesse na medicina dentária desde há muitos anos. Um dos principais objectivos da medicina dentária preventiva e restauradora tem sido a manutenção de uma oclusão que funcione em harmonia com os outros componentes do mecanismo mastigatório, preservando a sua saúde e proporcionando, ao mesmo tempo, uma função mastigatória óptima, se não máxima.

Muitos protésicos consideram que o registo da relação cêntrica é o passo mais difícil, mas também o mais importante, no tratamento de pacientes edêntulos com próteses completas. A definição de relação cêntrica evoluiu ao longo dos anos e, com uma maior compreensão do movimento mandibular, poderá mudar novamente. À medida que a definição mudava, as técnicas para a registar mudavam ou eram modificadas. Na década de 1950, "a relação mais retruída da mandíbula com a maxila quando os côndilos estão nas suas posições mais posteriores sem tensão na fossa glenoide, a partir das quais podem ser efectuados movimentos laterais, em qualquer grau de separação da mandíbula". A técnica de empurrar a ponta do queixo para trás era popular.

Na década de 1980, foi desenvolvida a "RUM", a posição mais recuada, mais alta e mais média. Dawson e outros que os clínicos tendiam a enfatizar o aspeto mais recuado e, com a manipulação do operador, o registo do paciente podia acabar por ficar posterior à relação cêntrica. A orientação do ponto do queixo foi seguida pela técnica guiada por bimanual, com e sem desprogramação anterior[37].

### Relação centrada, porque é que é importante?

- A relação cêntrica é uma posição de osso para osso e a MI é uma posição de dente para dente.

- A relação cêntrica é a única relação clinicamente repetível (verificável) da mandíbula. É a posição lógica para fabricar uma prótese.

- A relação cêntrica e o IM são coincidentes em apenas 10% da população. As discrepâncias entre

- A relação cêntrica e o IM podem ser observados em moldes de estudo articulados.

**Quando é que é necessário?** Deve ser efectuado um registo preciso da relação cêntrica para reduzir o tempo gasto a fazer ajustes intra-orais no momento da entrega. As situações aplicáveis incluem:
- A intercuspidação máxima não está claramente definida devido à dentição restaurada.

-Alteração da dimensão vertical da oclusão

- Esquema oclusal - função de grupo em vez de proteção mútua.

-Pacientes com distúrbios da ATM que apresentam discrepâncias oclusais como parte da etiologia das .

-Os doentes da classe II de Angles necessitam de liberdade para se deslocarem da relação cêntrica para uma posição pseudo-classe I (protrusiva).
-Quando o número de dentes artificiais ultrapassa o número de dentes naturais[37].
Têm sido utilizados diferentes métodos e materiais para registar a posição da relação cêntrica e as relações maxilomandibulares excêntricas. Com base na revisão histórica de Myers M.L. em 1982, existem quatro categorias de registos da relação cêntrica: registos de mordida direta, registos gráficos (intra-orais e extra-orais), registos funcionais e cefalometria. A exatidão e estabilidade destes métodos e materiais varia e tem extensivamente avaliada ao longo do tempo e relatada na literatura dentária. O clínico deve selecionar uma técnica e um material para registar a posição da relação cêntrica com base na apresentação do paciente, no tratamento proposto e na filosofia pessoal do clínico.
A investigação futura deve centrar-se nas alterações dos materiais e instrumentos dentários que estão continuamente a desenvolver-se para registar as posições da relação maxilomandibular e montar moldes para reabilitações protéticas. Os vários métodos de registo da relação cêntrica e os materiais utilizados para fazer um registo interoclusal podem ser resumidos da seguinte forma[40]:

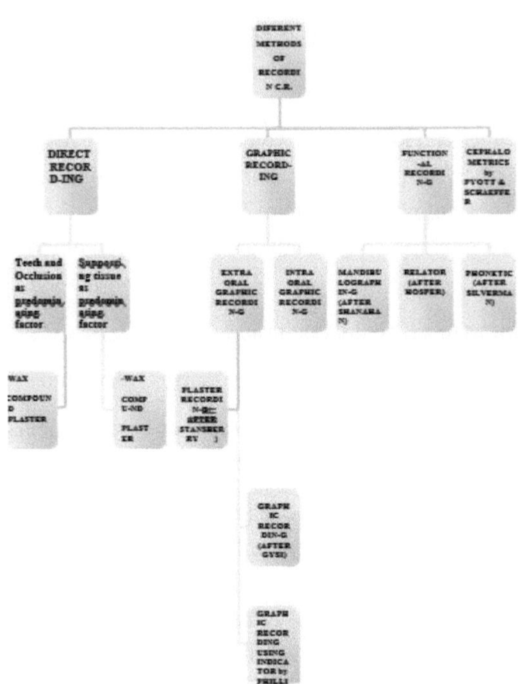
DIFERENT METHODS OF RECORDI N C.R.
DIRECT RECOR D-ING
GRAPHIC RECORD-ING
FUNCTION -AL RECORDI N-G
CEPHALO METRICS by PYOTT & SCHAEFFE R
Teeth and Occlusion as predomin ating factor
Supporti- ng tissue as predomin ating factor
EXTRA ORAL GRAPHIC RECORDI N-G
INTRA ORAL GRAPHIC RECORDI N-G
MANDIBU LOGRAPH IN-G (AFTER SHANAHA N)
RELATOR (AFTER BOSPER)
PHONETIC (AFTER SILVERMA N)
WAX
COMPOUN D
PLASTER
-WAX
COMP U-ND
PLAST ER
PLASTER RECORDI N-G (AFTER STANSBER RY)
GRAPH IC RECOR DIN-G (AFTER GYSI)
GRAPH IC RECOR DING USING INDICA TOR by PHILLI

# REFERÊNCIAS

1. Silverman MM. Oclusão cêntrica e relações maxilares e falácias dos conceitos actuais. J Prosthet Dent 1957;7:750-69.
2. Becker CM, Kaiser DA, Schwalm C. Centricidade mandibular: Relação cêntrica. J Prosthet Dent 2000;83:158-60.
3. Dixon DL. Visão geral dos materiais e métodos de articulação para o paciente protético. J Prosthet Dent 2000;83:235-47.
4. Skurnik H. Registo de resina para registos interoclusais. J Prosthet Dent 1977;37:164-72.
5. O glossário de termos de prótese dentária. J Prosthet Dent 2005;94:41.
6. xilindró
7. Myers ML. Registos de relação cêntrica - revisão histórica. J Prosthet Dent 1982;47:141-45.
8. Avant WE. Utilização do termo "cêntrico". J Prosthet Dent 1977;25:12-15.
9. Saizar P. Relação cêntrica e movimento condilar: Mecanismo anatómico. J Prosthet Dent 1971;26:581-91.
10. Ismail YH, Rokni A. Estudo radiográfico da posição condilar em relação cêntrica e oclusão cêntrica. J Prosthet Dent 1980;43:327-30.
11. Sábio MD. Movimento entre a posição de contacto da relação cêntrica e a posição intercuspídea. Int J Prosthodont 1992;5:333-44.
12. Schuyler CH. Liberdade em cêntrica. Dent Clin North Am 1969;13:681-86.
13. Atwood DA. Uma crítica da investigação do limite posterior da posição mandibular. J Prosthet Dent 1968;20:21-36.
14. Lúcia VO. Relação cêntrica - teoria e prática. J Prosthet Dent 1960;10:849-56.
15. Shafagh I, Yoder JL, Thayer KE. Variação diurna da posição da relação cêntrica. J Prosthet Dent 1975;34:574-82.
16. Weinberg LA. Função da articulação temporomandibular e o seu efeito na relação cêntrica. J Prosthet Dent 1973;30:175-95.
17. Heartwell
18. Skurnik H. Registos interoclusais exactos. J Prosthet Dent 1969;21:154-65.
19. Mullick SC, Stackhouse JA, Vincent GR. Um estudo de materiais de registo interoclusal. J Prosthet Dent 1981;46:304-7.

20. Freilich MA, Altieri JV, Wahle JJ. Princípios para a seleção do registo interoclusal para a articulação do molde dentado e parcialmente dentado. J Prosthet Dent 1992;68:361-7.
21. Chai j, Leong DK, Pang IC. Uma investigação das propriedades reológicas de vários materiais de registo interoclusal. J Prosthet Dent 1994;3:134-37.
22. Vergos VK, Tripodakis AD. Avaliação da precisão vertical do registo interoclusal. Int J Prosthodont 2003;16:365-68.
23. Prati A, Gracis S, Prati S. Utilização de dispositivos mecânicos para o registo intermaxilar em pacientes edêntulos tratados com implantes. J Prosthet Dent 1998;80:249-52.
24. Capp N. Uma revisão dos princípios e técnicas para fazer registos interoclusais para montagem de moldes de trabalho. Int J Prosthodont 1990;3:341-48.
25. Latta GH. Influência da periodicidade circadiana dos registos da relação cêntrica em pacientes edêntulos. J Prosthet Dent1992;68:780-83.
26. Shafagh I, Amirloo R. Replicabilidade da orientação da ponta do queixo e do programador anterior para registar a relação cêntrica. J Prosthet Dent1979;42:402-04.
27. Alfano SG, Leupold RJ. Utilização da zona neutra para obter registos da relação maxilomandibular em pacientes com próteses completas. J Prosthet Dent 2001;85:621-3.
28. El-Armany MA, George WA, Scott RH. Avaliação do traçado da ponta da agulha como método de determinação da relação cêntrica. J Prosthet Dent1963;15:1043-54.
29. Myers M et al. Relação entre o ápice da arcada gótica e a relação cêntrica assistida pelo dentista. J Prosthet Dent1980;44:78-81.
30. Utz KH et al. Precisão do registo da mordida de controlo e da posição condilar cêntrica. J Oral Rehabilitation 2002;29:458-66.
31. Yamashita S, Igarashi Y. Contactos dentários na posição retruída mandibular, influência da habilidade do operador no registo da mordida. J Oral Rehabilitation 2003;30:318- 23.
32. Lúcia VO. Uma técnica para registar a relação cêntrica. J Prosthet Dent 1964;14:492-505.
33. Lundeen H. Registos da relação cêntrica: O efeito da ação muscular. J Prosthet Dent 1974;31:244-51.
34. Kantor ME, Silverman SI, Garfinkel L. Técnicas de registo de relações centradas. Uma investigação comparativa. J Prosthet Dent 1972;28:593-600.
35. Woelfel JB. Novo dispositivo para registar com precisão a relação cêntrica. J Prosthet Dent 1986;56:716-727.

36. Boggan RS, Strong JT, Misch CE, Bidez MW. Influência da geometria do hexágono e da largura da mesa protética na resistência estática e à fadiga dos implantes dentários. J Prosthet Dent. 1999;

37. Ershad S. CLINICAL REPORT Precisão do registo da mordida de controlo e da posição condilar cêntrica. J Oral Rehabilitation 2019;(fevereiro).

38. Nallaswamy 2ª ed.pdf.

39. Pridana S, Danial Nasution I, Nasution I, Welda Utami Ritonga P. Efeito dos materiais e técnicas de moldagem dos rebordos na morfologia dos tecidos periféricos e na retenção das bases de dentaduras em pacientes edêntulos na RSGM USU. Int J Oral Heal Dent. 2019;5(1):14-9.

40. Modi R, Mittal R, Kohli S, Singh A, Sefa I. relação centrada: uma revisão. Int J Adv Heal Sci. 2014;1(6):26-32.

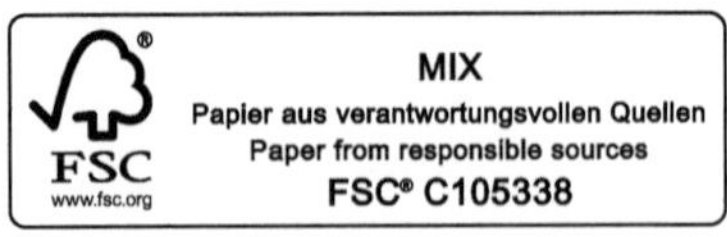


Printed by Books on Demand GmbH, Norderstedt / Germany